陪 伴 女 性 终 身 成 长

燕麦生活

[日] 工藤章 [日] 小夏 编著

游凝 译

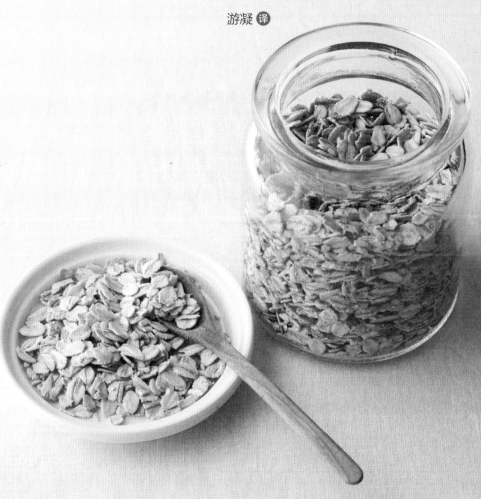

天津出版传媒集团

天津科学技术出版社

天津市版权登记号：图字02-2022-058号

图书在版编目（CIP）数据

燕麦生活 /（日）工藤章，（日）小夏编著；游凝译
. -- 天津：天津科学技术出版社，2022.7

ISBN 978-7-5742-0183-5

Ⅰ.①燕… Ⅱ.①工… ②小… ③游… Ⅲ.①燕麦—
食品营养②燕麦—食谱 Ⅳ.① R151.3 ② TS972.13

中国版本图书馆 CIP 数据核字 (2022) 第 105046 号

燕麦生活

YANMAI SHENGHUO

责任编辑：张建锋

责任印制：兰　毅

出　　版：天 津 出 版 传 媒 集 团
　　　　　天津科学技术出版社

地　　址：天津市西康路35号

邮　　编：300051

电　　话：(022)23332400（编辑部）　　23332393（发行科）

网　　址：www.tjkjcbs.com.cn

发　　行：新华书店经销

印　　刷：天津联城印刷有限公司

开本 710×1 000　1/16　印张 8.5　字数 100 000

2022年7月第1版第1次印刷

定价：58.00元

小夏的燕麦生活

大家好，我是小夏。

26岁那一年，我为了结婚开始减肥，当时一度瘦到50 kg。但结婚后因为在家办公、怀孕生子等情况，我的体重一度攀升至历史最重——69 kg！

分娩一年后，我费尽心思总算瘦到了62 kg。但即便如此，和宝宝拍的合照还是"惨不忍睹"。更让我崩溃的是，我买不到合身的衣服，我开始讨厌镜子里那个臃肿的自己……

于是我问自己："真的要让自己的体型和内心这样一直臃肿下去吗？！"

就在那时，我在超市里发现了燕麦片。虽然之前也买过燕麦片给宝宝做辅食，但在我的记忆中，它并不那么美味。但再次看到它时，我抱着一探究竟的想法查阅了相关资料，了解到燕麦是一种富含膳食纤维的低糖食品，食用燕麦片不仅能改善便秘，达到清肠效果，还能帮助减肥。

"那就试试吃燕麦片吧！"——这个想法成了我开启燕麦生活、实践燕麦清肠术的契机。在思考用什么食材、什么调料搭配燕麦片的过程中，我逐渐发现了燕麦的神奇魅力。开始吃燕麦片后，第一周我就成功减重1.5 kg。

食用燕麦片不仅能减肥，还有促进肠道蠕动的效果。我刚开始食用燕麦片时，因为身体不适应，曾出现过便秘的现象，但在那之后排便一直非常通畅。皮肤粗糙和痛经的问题也得到了改善。

在我看来，燕麦生活易于坚持。虽然我现在离理想的身材还有一段距离，但我相信坚持下去一定会有成效。我希望能长期地、健康地瘦下去。

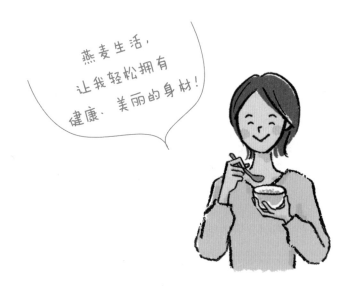

燕麦生活，让我轻松拥有健康、美丽的身材！

	燕麦生活 START	现在	
体重	61.25 kg	53.65 kg	−7.6 kg
体脂率	33.8%	27.4%	−6.4%
BMI	24.2	21.0	−3.2

6个月

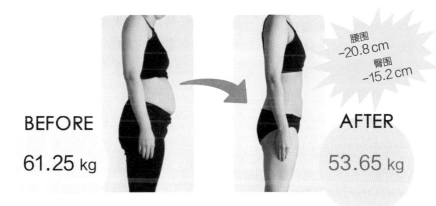

腰围 −20.8 cm
臀围 −15.2 cm

BEFORE

61.25 kg

AFTER

53.65 kg

　　我做的第一份燕麦美食是海鲜烩饭（P33），用燕麦代替米饭。用微波炉就能做，不仅简单，还很好吃！而且在吃完第一份燕麦做的海鲜烩饭后，我对燕麦的抵触心理就消失了。我本来就不擅长烹饪，又是个懒人，为了更方便、快速地制作燕麦美食，我便开始研究只用微波炉就能制作的快手燕麦食谱，并在社交平台上发布自己觉得好吃的食谱。没想到竟然吸引了很多人关注，他们成为我的粉丝，其中不少人都开始尝试燕麦生活。

先打消心中的顾虑

有许多关注我的粉丝都会问："我也想尝试燕麦，但这个问题该怎么解决？"在这里我列举了一些大家经常咨询的问题。

\常见问题!/

1

哪些燕麦食谱适合第一次吃燕麦片的新手？

新手建议试试减糖鸡块（P85）、燕麦御好烧（P73）。这两份食谱能让你在不知不觉中习惯燕麦餐。

2

我以前吃过牛奶泡燕麦片，因为太难吃而对燕麦产生了心理阴影，该怎么办？

常有人告诉我，第一次吃燕麦片的感受并不好，因为难吃而不想再吃第二次。因此我在这本书里为这样的读者准备了大量针对性食谱，通过口味丰富的燕麦餐帮助大家克服心理阴影。请放心试一试，或许之后就能自然而然地吃下去了。

3

每餐只吃30～50 g燕麦片能吃饱吗？

干燕麦片看起来量比较少，用水泡发后加热，分量就会增加。本书提供的食谱中，每餐基本会用到30 g燕麦片，刚刚好能够吃饱。再加上其他食材，饱腹感会更强哦！

4

第一次买燕麦片，不知道一大袋能不能吃完，买多少合适呢？

网购时你会看见分量各异的燕麦片。如果是第一次尝试，在超市购买一包300 g左右的燕麦片就足够了。每餐吃30 g，够吃10次。干燕麦片也能长期储存。

燕麦片既好吃又便于烹饪，还有清肠、减肥等效果，我这样的懒人也能坚持下来！一起开启燕麦生活吧！

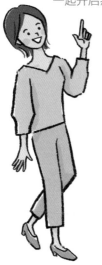

5

燕麦片有各种类型，要买哪种呢？

方便易煮、口感筋道的燕麦片有全粒燕麦片和快熟燕麦片两种（P15）。新手建议购买较为细碎的快熟燕麦片。如果实在没有时间煮，也可以购买即食燕麦片，不过营养价值和口感都会有所降低。

6

早餐吃了燕麦片，外出时不会拉肚子吗？

燕麦片含有丰富的膳食纤维，可能会刺激肠道，促进排便。但每个人的体质不同，因此效果也会因人而异。而且燕麦片是食物，不是泻药，如果你担心腹泻，可以选择周末在家时再尝试。

目 录

吃燕麦对身体益处多多

开启燕麦生活

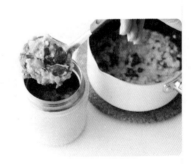

燕麦清肠食谱

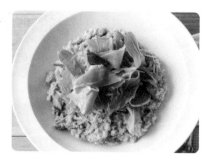
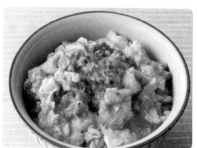

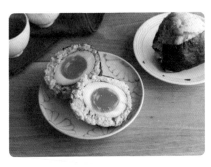
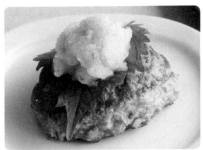

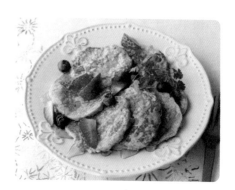

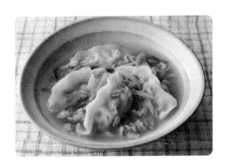

燕麦片的种类

　　书中的食谱使用的都是快熟燕麦片和全粒燕麦片。除了食谱中标注的推荐种类外，选择你喜欢的燕麦片也可以做出好吃的燕麦餐。如果要用燕麦片代替米饭，推荐购买全粒燕麦片。

燕麦片的用量

　　建议每人每餐食用30 g燕麦片。作为配菜食用时每餐摄入量可以少于30 g。将燕麦片作为配菜时，注意补充碳水化合物和蛋白质，保证营养均衡。

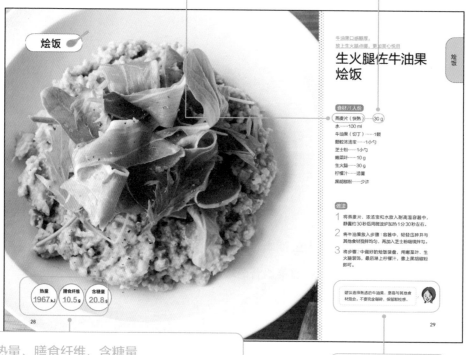

烩饭

牛油果口感醇厚，
放上生火腿点缀，更加赏心悦目

生火腿佐牛油果烩饭

烩饭

食材/1人份

燕麦片（快熟）……30 g
水……100 ml
牛油果（切丁）……1瓣
颗粒浓汤宝……1小勺
芝士粉……1小勺
嫩菜叶……10 g
生火腿……30 g
柠檬汁……适量
黑胡椒粉……少许

做法

1　将燕麦片、浓汤宝和水放入耐高温容器中，静置约30秒后用微波炉加热1分30秒左右。

2　将牛油果放入步骤1容器中，轻轻压碎并与其他食材搅拌均匀，再加入芝士粉继续拌匀。

3　将步骤2中做好的烩饭装盘，用嫩菜叶、生火腿装饰，最后淋上柠檬汁，撒上黑胡椒粉即可。

建议选择熟透的牛油果，质易与其他食材混合，不要完全捣碎，保留颗粒感。

热量 1967 kJ　**膳食纤维** 10.5 g　**含糖量** 20.8 g

28　　　　　29

热量、膳食纤维、含糖量

　　均为1人份的数值。不含装饰用食材或依个人喜好添加的食材。

介绍食谱中的要点。

· 1大勺=15 ml　1小勺=5 ml
· 微波炉的加热时间指的是600 W功率下的加热时间。实际烹饪时请根据情况进行调整。
· 洗菜、削皮等准备步骤均已省略。
· 标注"适量"时，请根据个人喜好添加。
· 除特殊注明外，照片中所示的菜品分量与食谱中一致。
· 用氟化乙烯树脂制成的平底锅炒菜时无须另外添加食用油。
· 将食谱中的白砂糖换成代糖能减少糖类的摄入。
· 可以用豆奶、杏仁露等代替牛奶，做出的菜品依然美味。

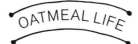

OATMEAL LIFE

吃燕麦对身体
益处多多

燕麦中含有哪些营养物质？本章将为大
家介绍燕麦中包含的各类营养物质及燕
麦对肠道的作用。

有益健康的燕麦

　　燕麦片是一种营养价值丰富、健康又美容的食物。它烹饪简单，能轻松纳入我们的日常饮食当中，是非常优质的食材。

　　燕麦片是西方餐桌上经常出现的健康食品，尤其是早餐。而日本则在约一百年前才开始食用燕麦片。

　　燕麦片的原材料是燕麦。燕麦是一种禾本科植物，因为穗的形状类似燕子，所以被称为燕麦。人们将燕麦粒经过蒸、轧等工序制成便于食用的燕麦片。

　　只需将燕麦片泡水后用微波炉加热即可食用。有些燕麦片还可以直接泡牛奶吃或像其他谷类一样食用。

燕麦的5大功效

1 调节肠道环境

燕麦片中富含膳食纤维，有利于刺激肠道，抑制血糖值上升，从而调节肠道环境。

2 健康又美容

燕麦片能抑制血糖值的上升，防止暴饮暴食。此外，还能改善肤质，提升免疫力。

3 饱腹感强

每餐建议食用30~50g燕麦片。加水泡发后，燕麦片会膨胀，再加入其他食材可以进一步提高饱腹感。

4 烹饪简单，省时省力

仅需将燕麦片加水泡30秒，再放进微波炉加热1分30秒即可食用，非常简便。搭配其他食材食用时，只需在锅中放入燕麦片、调味料和配菜，然后一起煮熟即可。

5 美味可口又百搭

燕麦片可以搭配各种口味、各种食材。可以用来制作烩饭、盖饭、炒饭、配菜、汤以及甜点等各种料理。

营养丰富的燕麦

　　燕麦中含有的营养素大多具有保健和美容效果，其中含量最高的就是膳食纤维。此外也含有维生素E以及铁、钙等矿物质。

　　膳食纤维有助于调节肠道环境，促进肠蠕动，起到清肠通便的作用。膳食纤维中含有的β–葡聚糖具有维持饱腹感，防止暴饮暴食的功效。燕麦还能刺激肠道，激活免疫细胞，从而提高免疫力。

　　维生素E有抗氧化作用。人体的皮肤和血管之所以会老化，原因在于活性氧不断堆积，让人体"生锈"，而维生素E的抗氧化作用能对抗活性氧。此外，日常生活中人体容易缺乏铁、钙等矿物质，吃燕麦片能增加这些营养素的摄入。

　　没想到一颗小小的燕麦，竟含有这么多有益身体健康的营养物质。

膳食纤维

膳食纤维会促进肠道蠕动，改善肠道环境，从而缓解便秘。膳食纤维还能将甘油三酯和胆固醇排出体外，有助于减肥。

铁

缺铁会导致贫血。铁具有促进肌肤新陈代谢的功效，能改善皮肤状态和发质。

钙

要想保持骨骼、牙齿的健康，钙是不可或缺的。随着年龄增长，人体内的钙会更容易流失，因此要多补充钙。

维生素E

维生素E能显著改善皮肤状态。我们可以利用维生素E的抗氧化作用排出体内的废弃物质，促进血液循环，加快新陈代谢。维生素E还有抗衰老的作用。

燕麦富含能促进肠道蠕动的两种膳食纤维

　　燕麦富含各种营养素，而其中膳食纤维的含量尤为突出，约为大米的20倍，糙米的3.5倍。富含两种不同的膳食纤维也是燕麦的一大特征。

　　膳食纤维包括不可溶性膳食纤维和可溶性膳食纤维两种，它们各自发挥着不同的作用。不可溶性膳食纤维不溶于水，会被直接运往肠道内，能增加粪便体积，有润肠通便的作用，还能将肠道中的有害物质带出体外，调节肠道环境效果一流。

　　可溶性膳食纤维一旦溶于水，就会变得黏稠，包裹住体内的糖类并将其运送到大肠中作为肠道菌群的养料，促进大肠蠕动。同时它也能抑制糖类、脂类和胆固醇的吸收。

　　其中，有一种叫作"β-葡聚糖"的可溶性膳食纤维能延缓人体消化吸收的速度，抑制血糖值上升，控制食欲。其效果甚至能持续到下一次进餐后，这被称为"第二餐现象"。通过降低血糖值，我们不用勉强节食就能达到减重的目的。

但100 g燕麦片中仅含有10 g左右的膳食纤维，只靠吃燕麦片无法达到每日膳食纤维摄入标准（成年人每天25~35 g）。要多吃富含可溶性膳食纤维的食物，如海藻、蔬菜、水果、豆类等。有人吃了燕麦片反而便秘，这种时候要多喝水，除此之外，还可以积极摄入含有可溶性膳食纤维的食物和富含乳酸菌的发酵食品。

膳食纤维的功效

包裹住小肠内部的糖类和脂类，抑制人体对其的吸收。

运送至大肠，成为有益菌的养分。

不可溶性膳食纤维

- 不溶于水
- 能增加粪便体积，促进排便
- 有润肠通便的效果
- 能将体内的废弃物质排出体外

可溶性膳食纤维

- 能抑制胆固醇吸收
- 能抑制血糖值上升
- 负责运送糖类，为肠道中的有益菌提供养料
- 能抑制糖类、脂类在体内囤积

通过肠道益生改善
健康状况

　　消化和吸收是肠道的主要功能，食物依次经过口腔、食管、胃、小肠和大肠，最后变成粪便排出。肠道的长度约为人身高的5倍，总面积有一个网球场那么大。这样的构造让人体能高效消化、吸收各种营养物质。

　　研究表明，除了消化和吸收以外，肠道还有不少其他作用。

　　肠道中有约1亿个神经细胞，仅次于大脑，因此肠道也被称为"第二大脑"。这些神经细胞让大脑和肠道得以进行信息交换，将肠道内部的情况传送给大脑。收到信息后，大脑就会向身体发出指令。

　　此外，肠道与人体内的各类器官都有联系，当肠道功能失调时，其他器官会进行支援，维持体内平衡。要知道人体近70%的免疫力都来源于肠道。

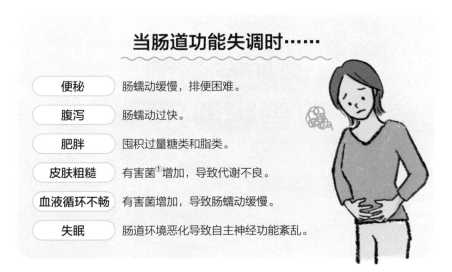

当肠道功能失调时……

便秘	肠蠕动缓慢，排便困难。
腹泻	肠蠕动过快。
肥胖	囤积过量糖类和脂类。
皮肤粗糙	有害菌[1]增加，导致代谢不良。
血液循环不畅	有害菌增加，导致肠蠕动缓慢。
失眠	肠道环境恶化导致自主神经功能紊乱。

　　此外，肠道还能生成5-羟色胺，也就是血清素。血清素也叫"幸福激素"，**有调节自主神经、抑制焦躁情绪的作用**。

　　综上所述，因为肠道有着各种各样的功能，所以**当肠蠕动变得缓慢时，人体就会出现各种各样的问题**。便秘、腹泻、腹胀、腹痛、皮肤粗糙等，都可能是肠道功能失调导致的。肠道中有害菌增加、精神压力大、营养不吸收等情况也时有发生。这种时候，就要主动补充肠道益生菌。**调节饮食，适当运动，保证充足睡眠**，有助于促进肠道工作，改善健康状况。

---

　　[1]人体肠道内的细菌被分为有益菌（益生菌）、有害菌和条件致病菌（机会致病菌）。有害菌过多会影响肠道健康。常见的有害菌有大肠杆菌、葡萄球菌等。

增加有益菌，
改善肠道环境

　　肠道环境的改善与肠道菌群有着密切的联系。人的肠道中存在着约100万亿个细菌。它们生活在肠壁上，如同一片花田，因此也被称作"肠内花田"。肠内细菌包括**有益菌、有害菌和条件致病菌**三种。有益菌能促进肠蠕动，提高人体免疫力。有害菌会诱发肠道环境的恶化。而当这两种细菌之中的某一种占优势时，条件致病菌就会加入优势阵营。

　　有益菌、有害菌和条件致病菌这三种细菌的理想比例是2：1：7，当这一比例失衡，有害菌增多时，就会导致肠道环境恶化。肠道菌群只有摄取食物中的营养物质作为养分才能工作。因此，日常饮食中需要注意调节肠道环境。多吃蔬菜水果，保证营养均衡能让有益菌增加，吃高油、高热量食物会让有害菌增加。

　　人体的免疫系统负责消灭入侵的病毒和细菌。**这些免疫细胞约70%都是在肠道中产生的**。病毒和细菌会随着食物直接进入肠道。为避免肠道吸收有害物质，免疫细胞的作用至关重要。促进免疫细胞发挥作用的也是有益菌。

肠道菌群的理想比例

有益菌

能促进消化吸收，调节肠道环境，激发免疫细胞发挥作用，并防止有害菌增加。

有害菌

会引发便秘、腹泻、代谢不良。让肠道内产生氨气等腐臭气体，令肠道环境恶化。

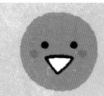

条件致病菌

肠内细菌中数量最多的一种，当有益菌、有害菌的其中一方数量占优势时，会加入优势一方的阵营。

理想比例　**2 : 1 : 7**

　　如上文所言，**有益菌是调节肠道环境的关键所在**。要想增加有益菌，促进肠道蠕动，就要注意均衡饮食，并**积极摄入有助于增加有益菌的可溶性膳食纤维和发酵食品**。燕麦片中含有的β-葡聚糖有增加有益菌的作用。在均衡饮食的前提下再吃些燕麦片，就能创造良好的肠道环境。

燕麦片与格兰诺拉麦片、玉米片等之间的区别

格兰诺拉麦片、玉米片、木斯里①等各类食品都统称为谷物麦片，是将谷物压扁后加工而成的，便于食用。燕麦片也属于谷物麦片。

谷物麦片中，燕麦片、木斯里和格兰诺拉麦片的原料均为燕麦，而玉米片的原料为玉米。

燕麦片是用燕麦制成的，不另外进行调味。以燕麦片为基底，加入原味坚果和果干制成的就是木斯里。格兰诺拉麦片则是添加了燕麦片、坚果、果干和巧克力等各种食材，并用蜂蜜或植物油进行调味而成的。

格兰诺拉麦片虽然给人健康的印象，但因为进行了调味，还添加了果干等，含糖量很高。燕麦片是热量最低的一种。

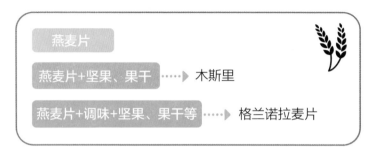

①发源于瑞士的一种流行营养食品，主要由未煮的燕麦片、水果和坚果等组成。

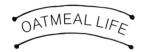

OATMEAL LIFE

开启燕麦生活

本章将向大家介绍燕麦片的种类和吃法。不妨试着在日常饮食中直接用燕麦片代替米饭，或将燕麦片加入肉馅里食用，还可以做成便当！

燕麦片的种类

　　燕麦片通常分为钢切燕麦片、全粒燕麦片、快熟燕麦片和即食燕麦片这几种。

　　初次尝试燕麦片的人推荐烹饪时间短、易于入口的快熟燕麦片。如果你想发挥自己的厨艺，又或是偏爱有嚼劲的口感，可以选择全粒燕麦片。

　　为了便于购买和烹饪，本书介绍的食谱使用的是全粒燕麦片和快熟燕麦片。盖饭、饭团等食物用全粒燕麦片来代替米饭，烩饭、肉馅等需要和其他食材混合烹饪的食物中用的则是快熟燕麦片，读者也可以根据自己喜爱的口感和味道选择燕麦片类型。

　　此外，不少燕麦片的包装上都只写着"原材料：燕麦"，没写具体种类。这时，可以通过形状来分辨，压扁的就是全粒燕麦片，颗粒较为细碎的是快熟燕麦片。

本书食谱用到的燕麦片

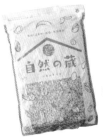

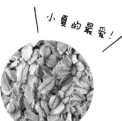

小夏的最爱!

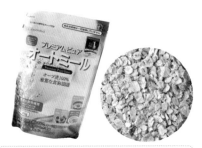

全粒燕麦片

全粒燕麦片颗粒完整,推荐泡发后代替米饭食用。泡发后的全粒燕麦片口感弹牙,在网上也能买到。原料为100%有机燕麦,不含添加剂。

快熟燕麦片

原料是100%燕麦。颗粒较小,较细碎,可以让烩饭更加浓稠,帮助肉馅定型,或代替小麦粉使用。在超市或网店就能买到。

燕麦片的种类

钢切燕麦片

将生燕麦脱粒后切成2~3小块,需长时间加热方可食用,炖煮约30分钟。口感弹牙,是燕麦片中营养最为丰富的一类。

全粒燕麦片

将燕麦脱粒后蒸熟、压扁、晒干而成。需要加热,可以使用微波炉加热。口感略弹牙。

快熟燕麦片

由全粒燕麦片切碎制成,泡发后即可食用,但烹调后风味更佳。加热时间短,口感浓稠。

即食燕麦片

将全粒燕麦片进一步加工后晒干制成,部分即食燕麦片经过调味。可以像谷物麦片一样与牛奶或酸奶一同食用,短时间加热或直接用开水冲泡即可。

燕麦片的烹饪方法

　　燕麦片煮法非常简单，只需用水浸泡后加热即可食用。可以使用微波炉加热。

这是
1餐份。

〈食材〉　燕麦片……30 g
　　　　水……100 ml

〈做法〉

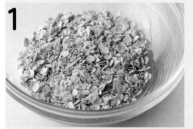

在耐高温容器中放入30 g
燕麦片，加入100 ml水，没过麦
片即可。静置30秒左右。

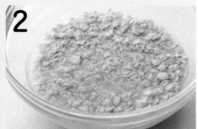

放入微波炉中加热1分30秒
即可食用。加热时无须盖上保鲜膜。

完成!

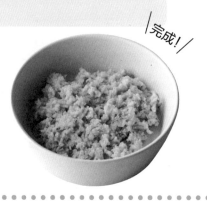

※选择底部较深的耐高温容器。使用浅底
　容器，可能导致加热过程中燕麦片溢出。
※想将燕麦片煮成类似米饭的状态时，只
　需加入50 ml水并加热1分钟即可。

不同种类的燕麦片口感不同

加热时，哪怕加入等量的水，不同类型的燕麦片也会
呈现出不同的状态。你喜欢什么样的口感呢？

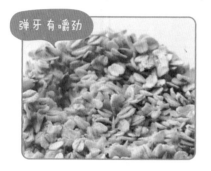

弹牙有嚼劲

加热后的全粒燕麦片

口感弹牙有嚼劲。水放少一
点，吃起来就像糙米饭。可以用来
做饭团或盖饭。也可用来炖汤，能
增强饱腹感。

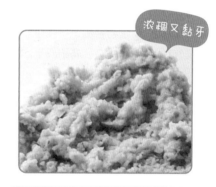

浓稠又黏牙

加热后的快熟燕麦片

口感浓稠，有点黏牙。用来做
烩饭或与肉馅混合能让菜品更加松
软。此外，还可以代替小麦粉，用来
制作御好烧或松饼等。

小锅燕麦料理

可以往锅中放入燕麦片，加水和食材熬煮。
全程只需要一个锅。适合用于制作烩饭和汤类。
此外，还可以将泡发过的燕麦片与其他食
材一同用平底锅翻炒，但要注意燕麦片加热后
会越发黏稠。

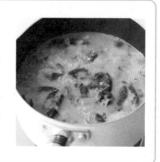

贮存方法

存放燕麦片时要注意避免阳光直射、高温以及潮湿环境，建议常温保存。若为带密封条的包装，可直接用原包装保存。若包装袋或容器难以密封，可以换一个密封容器进行保存。不密封可能会招引蚊虫。若担心受潮后影响口感，可放入食品干燥剂。

如果将燕麦片放在冰箱冷藏保存，取出时由于室内温差会造成结露。结露可能导致燕麦片受潮发霉，因此尽量不要冷藏保存。

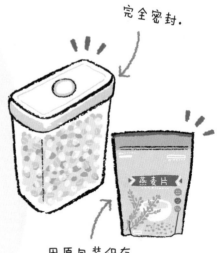

完全密封.

用原包装保存
也没问题！

称量方法

每餐食用燕麦30 ~ 50 g（本书中食谱均为30 g）。在保存燕麦片的容器中备好量勺或量杯方便取用。

也可将燕麦片分装为30 g的小包装置于密封袋或容器中保存，便于随时取用。

知道30 g
要放几勺，
很方便！

关于冷冻保存

也可以将泡发过的燕麦片放入密封袋中冷冻保存。冷冻保存的燕麦片，食用时需要放入微波炉加热2分钟解冻。但有不少人认为经过冷冻的燕麦片口感较差。

解冻需要2分钟，将燕麦片放入微波炉加热泡发也只需要2分钟。因此，建议直接使用燕麦片进行烹调。

用燕麦片制成的汉堡肉、鸡块、松饼等也可以冷冻保存。

燕麦片和大米、糙米之间的区别

　　燕麦片加工时保留了外皮，营养成分丰富。除了富含膳食纤维，燕麦片还含有大量矿物质和维生素E，这些都是人体容易缺少的营养物质。

　　• 燕麦片中含有的膳食纤维约是大米的20倍，糙米是公认的高纤食材，但燕麦片的膳食纤维含量约是糙米的3.5倍。

　　• 燕麦片中的钙质约是大米的9倍，糙米的5倍。

　　• 燕麦片中的植物蛋白约是大米、糙米的2倍。

　　比较一下每餐食用的大米（米饭150g）和燕麦片（经过泡发的30g燕麦片）的营养成分，我们发现……

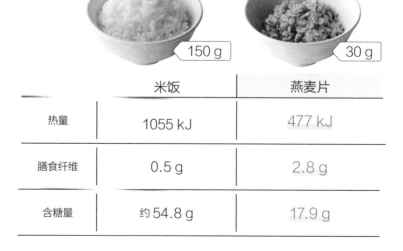

	米饭	燕麦片
热量	1055 kJ	477 kJ
膳食纤维	0.5 g	2.8 g
含糖量	约54.8 g	17.9 g

燕麦片的花样吃法

　　首先，让我们把一日三餐中的一餐换成燕麦片，推荐早餐食用燕麦片。早上吃燕麦片，能抑制血糖值上升（第二餐现象），效果可以持续到午餐时间。从而达到防止暴饮暴食、控制食欲的效果。

　　燕麦片只需加水泡发后加热即可食用。但因为其谷物风味浓郁，有些人可能吃不惯。这种情况下，建议添加速食汤料包。调味后，燕麦片就会变得容易入口。再放入不需要加热的即食鸡胸肉、金枪鱼和叶菜等食材，不仅能增加分量，饱腹感也更强。将燕麦片与肉类一起下锅炖煮或翻炒也能让其更易入口。

Step 1

燕麦片

用水泡发后加热食用是燕麦片最基础的吃法。不另外调味，保留了浓郁的谷物风味。可以直接用水泡，也可以用牛奶或豆奶代替。

Step 2

燕麦片 ＋ 汤料包

给燕麦片进行调味，使用速食汤料包调味十分方便，只需在燕麦片中加入汤料包并倒入开水即可。

Step 3

燕麦片

汤料包 ＋ 食材

不妨试着在燕麦片中加入汤料包调味，并添加更多食材。推荐添加不需要加热也能食用的食材。

Step 4

燕麦片 ＋ 烹饪

将燕麦片泡发加热后再进行烹饪。可以用燕麦片为汉堡肉塑形，或与其他食材一同翻炒，做成烩饭等。烹饪方法都很简单。

\ **Step 1** /

燕麦片

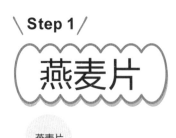

燕麦片

　　用水泡发后加热食用是燕麦片最基础的吃法。可以不进行调味直接吃，也可以用牛奶或豆奶代替水来泡发。这种吃法由来已久，大家将燕麦煮成的牛奶粥叫作"燕麦粥"。

　　此外，将颗粒完整的全粒燕麦片（30 g）加水（50 ml）并放入微波炉加热，口感会变得像米饭一样。可以代替米饭与日常配菜一同食用。这样做比蒸米饭更快更简单，燕麦片和其他食材混合做成的饭团也十分美味。

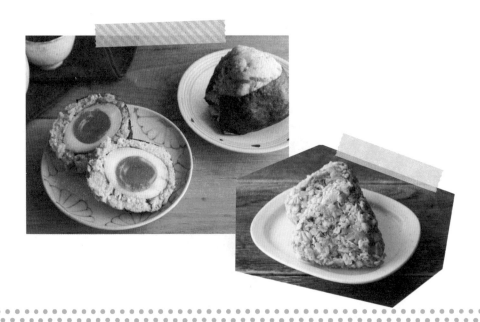

加入汤料包

燕麦片 ＋ 汤料包

　　试试给燕麦片进行调味吧！用速食汤料包、酸辣汤料包、浓汤宝、味噌汤料包、速食味噌汤或茶泡饭汤料包等都可以。我非常推荐使用茶泡饭汤料包。只需将燕麦片泡发后加热，加入茶泡饭汤料，再倒入适量开水即可食用，做法非常简单。如果汤料为粉状，也可以和燕麦片搅拌均匀后再加入开水。此外，还可以在市售的杯装速食汤中加入燕麦片，不仅口味更丰富，饱腹感也更强。试着去寻找自己喜爱的口味吧！

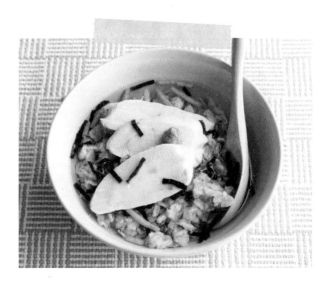

汤料包加上食材

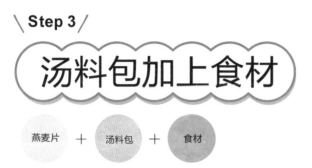

燕麦片 ＋ 汤料包 ＋ 食材

　　试着在燕麦片中加入汤料包调味，并添加更多食材吧！推荐添加用于制作沙拉的食材。因为要将食材加入经过泡发、加热的燕麦片中，选择不需要另外加热的食材就可以直接食用。

　　推荐加入即食鸡胸肉、金枪鱼、火腿或青花鱼罐头，有助于摄入更多蛋白质，且能增加饱腹感。汤里还可以简单地加些干裙带菜。豆类、坚果、玉米等也能增加饱腹感。将京水菜、菠菜、油菜等绿色蔬菜与经过加热的燕麦片拌在一起，利用余温就能将蔬菜烫熟。

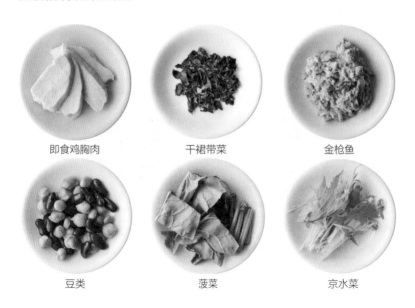

| 即食鸡胸肉 | 干裙带菜 | 金枪鱼 |
| 豆类 | 菠菜 | 京水菜 |

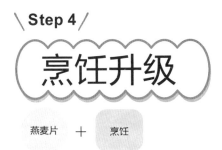

\ Step 4 /

烹饪升级

燕麦片 ＋ 烹饪

　　试着再花点功夫烹饪吧！推荐将燕麦片、水、调味料和食材全部放入耐高温容器中，再用微波炉加热。也可以将以上食材放入锅中加热。想将肉类等加热至全熟时用锅更好。快熟燕麦片吸饱水后口感类似烩饭或杂烩，而在汤中添加全粒燕麦片则能喝到"能吃的汤"。

　　此外，用平底锅炒制蔬菜或肉类时，加入经过泡发、加热的全粒燕麦片一同翻炒，就能做出燕麦炒饭。

　　还有将燕麦片与肉馅混合增加黏度、代替小麦粉使用等烹饪方法。有了燕麦片，菜品的口感会更加松软、丰盈。

　　燕麦片加热后会变得黏稠，烹饪时要注意时间不宜过长。另外，做完后放置一段时间，燕麦片会吸收菜品中的水分，建议做好后立即享用。

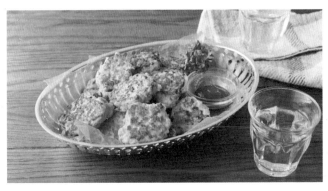

用燕麦片做便当

　　燕麦片也可以用来做便当。全粒燕麦片泡发并加热后可以代替便当盒中的米饭，也可以做成饭团等。

　　这里我要向大家特别推荐焖烧杯。只需早上在焖烧杯中放入燕麦片，倒入开水，盖好盖子，中午就可以吃了。倒入开水时将汤料一同放入杯中，就是一份简单的烩饭。在公司也能吃到暖暖的便当，想想都觉得幸福。

　　因为焖烧杯能通过保温来烹饪食物，放入容易煮熟的食材（P24）就是一份分量十足的便当。肉类要先烹饪好后才能放入焖烧杯。

　　需要添加各类食材时，建议选用大容量的焖烧杯。找到适合自己的方法，享用燕麦片便当吧！

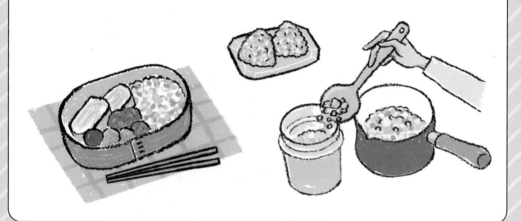

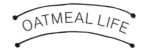

OATMEAL LIFE

燕麦清肠食谱

本章将向大家介绍用燕麦片制作烩饭、盖饭、炒饭、饭团、配菜、汤类以及甜点等的食谱。这些燕麦美食做法简单，美味可口，每天吃也不会腻。

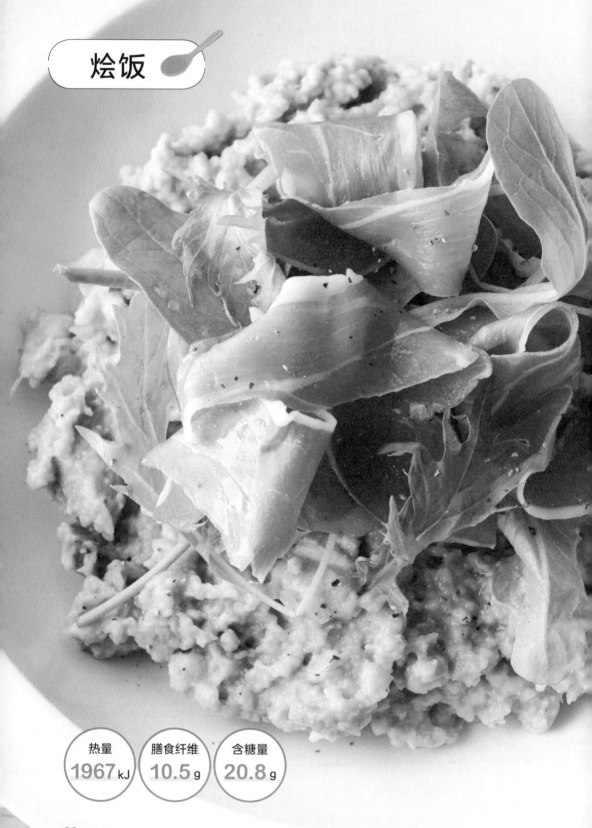

烩饭

热量	膳食纤维	含糖量
1967 kJ	10.5 g	20.8 g

牛油果口感醇厚，
放上生火腿点缀，更加赏心悦目

生火腿佐牛油果烩饭

食材/1人份

燕麦片（快熟）……30 g

水……100 ml

牛油果（切丁）……1颗

颗粒浓汤宝……1小勺

芝士粉……1小勺

嫩菜叶……10 g

生火腿……30 g

柠檬汁……适量

黑胡椒粉……少许

做法

1 将燕麦片、浓汤宝和水放入耐高温容器中，静置约30秒后用微波炉加热1分30秒左右。

2 将牛油果放入步骤1容器中，轻轻压碎并与其他食材搅拌均匀，再加入芝士粉继续拌匀。

3 将步骤2中做好的烩饭装盘，用嫩菜叶、牛火腿装饰，最后淋上柠檬汁，撒上黑胡椒粉即可。

建议选择熟透的牛油果，更易与其他食材混合。不要完全碾碎，保留颗粒感。

29

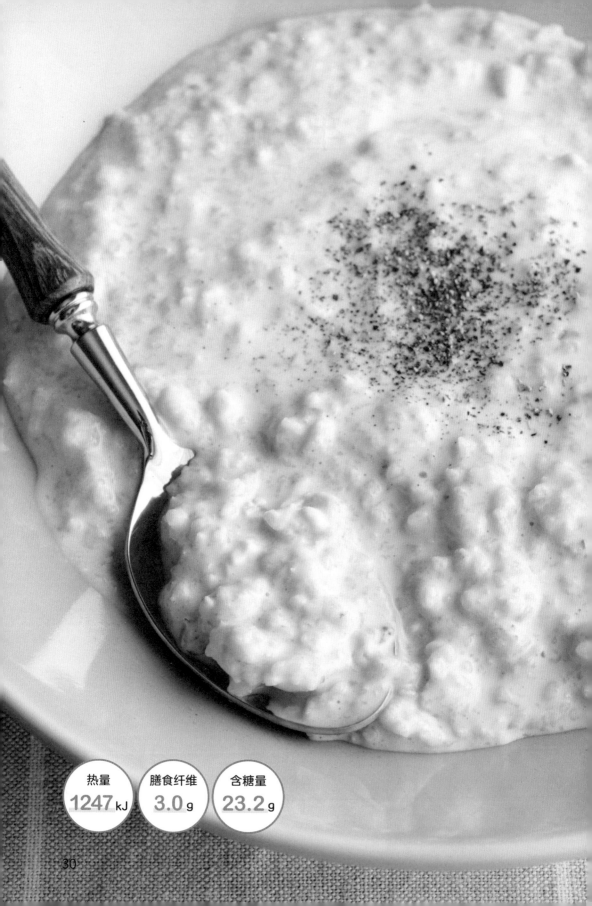

热量
1247 kJ

膳食纤维
3.0 g

含糖量
23.2 g

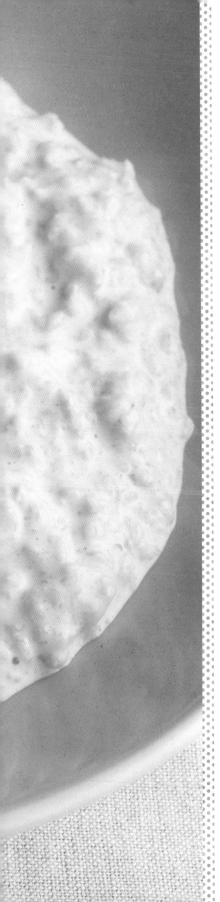

奶油奶酪加上黑胡椒粉，
微微的辛辣更添风味

浓郁奶油奶酪
烩饭

食材/1人份

燕麦片（快熟）……30 g

水……100 ml

A | 奶油奶酪……60 g

奶 | 牛奶（可用豆奶或杏仁露代替）……50 ml

颗粒浓汤宝……1小勺

味噌……1/2小勺

黑胡椒粉……少许

做法

1 将燕麦片放入耐高温容器中，倒入水，静置约
30秒后用微波炉加热约1分30秒。

2 加入A搅拌均匀后，再用微波炉加热1分钟。

3 再次将所有食材搅拌均匀。装盘，撒上黑胡
椒粉即可。

味噌可以提味哦！

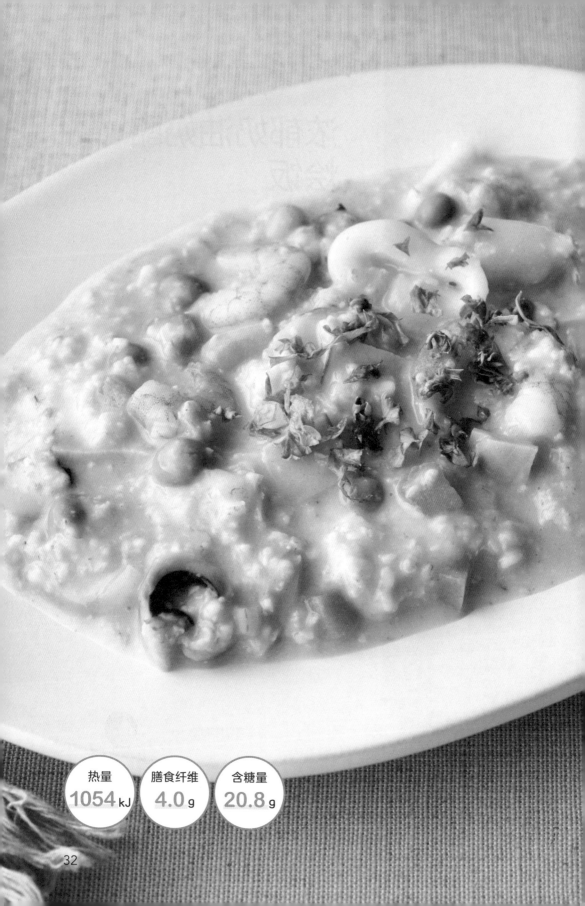

热量	膳食纤维	含糖量
1054 kJ	4.0 g	20.8 g

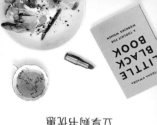

单本书也可以上
我得从你借回小说

添加小助手
领取福利

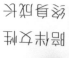

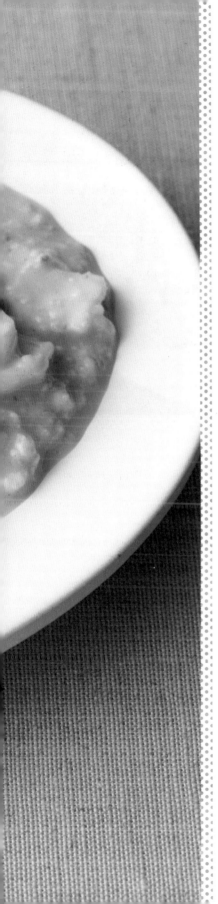

满口海鲜的鲜甜

海鲜烩饭

食材/1人份

燕麦片（快熟）……30 g

水……150 ml

A ｜ 冷冻什锦海鲜……40 g

冷冻什锦蔬菜……20 g

培根（切丁）……20 g

颗粒浓汤宝………1/2小勺

盐……少许

黑胡椒粉……少许

欧芹（切碎）……按个人喜好添加

做法

1 将燕麦片放入耐高温容器中，倒入水，静置约
30秒后用微波炉加热约1分30秒。

2 在步骤1备好的食材中加入A，将所有食材简
单搅拌后放入微波炉继续加热1分30秒。

3 装盘，按个人口味撒上欧芹碎即可。

加一点蛤蜊风味的浓汤宝会更鲜！

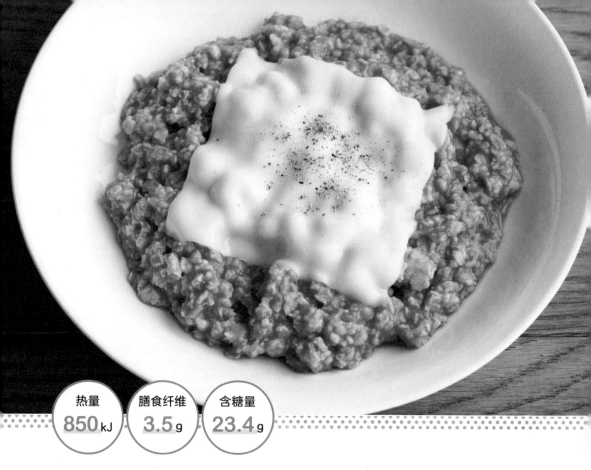

热量	膳食纤维	含糖量
850 kJ	**3.5** g	**23.4** g

浓郁的番茄风味与芝士相得益彰

番茄芝士烩饭

食材/1人份

燕麦片（快熟）……30 g

水……100 ml

番茄酱（无盐）……100 ml

颗粒浓汤宝………1小勺

芝士片……1片

黑胡椒粉……少许

做法

1 将燕麦片放入耐高温容器中，倒入水，静置约30秒后用微波炉加热约1分30秒。

2 加入番茄酱和浓汤宝，简单搅拌混合。

3 铺上芝士片，放入微波炉加热1分30秒。最后撒上黑胡椒粉即可。

加入切碎的培根会更好吃。

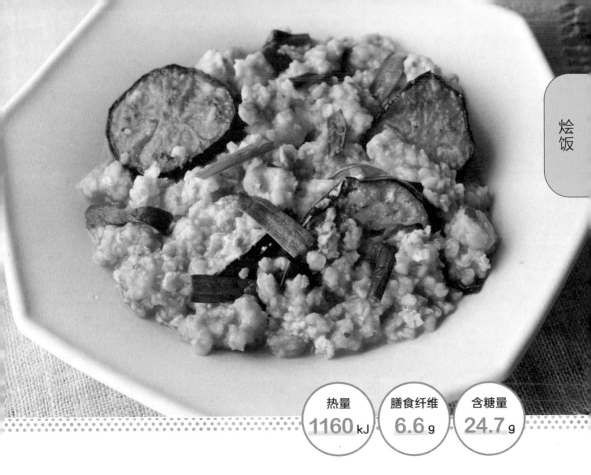

热量	膳食纤维	含糖量
1160 kJ	6.6 g	24.7 g

微辣的茄子让人食欲大开

香辣麻婆茄子烩饭

食材/1人份

燕麦片（快熟）……30 g

水……150 ml

芝麻油……1大勺

茄子（切片）……1根

A| 生姜泥……1小勺

蒜泥……1小勺

日式蘸面酱（稀释3倍）……1大勺

豆瓣酱……适量

韭菜（切成5 cm长的段）……1/2把

做法

1 将燕麦片放入耐高温容器中，倒入水，静置约30秒后用微波炉加热约1分30秒。

2 在平底锅中倒入芝麻油，开中火将茄子两面煎熟。

3 转小火，放入A，再放入韭菜迅速翻炒几下。

4 加入步骤1中备好的燕麦片，轻轻翻炒让整体入味即可。

加一点猪肉末，饱腹感会更强。不太能吃辣的人可以少放一点豆瓣酱。

35

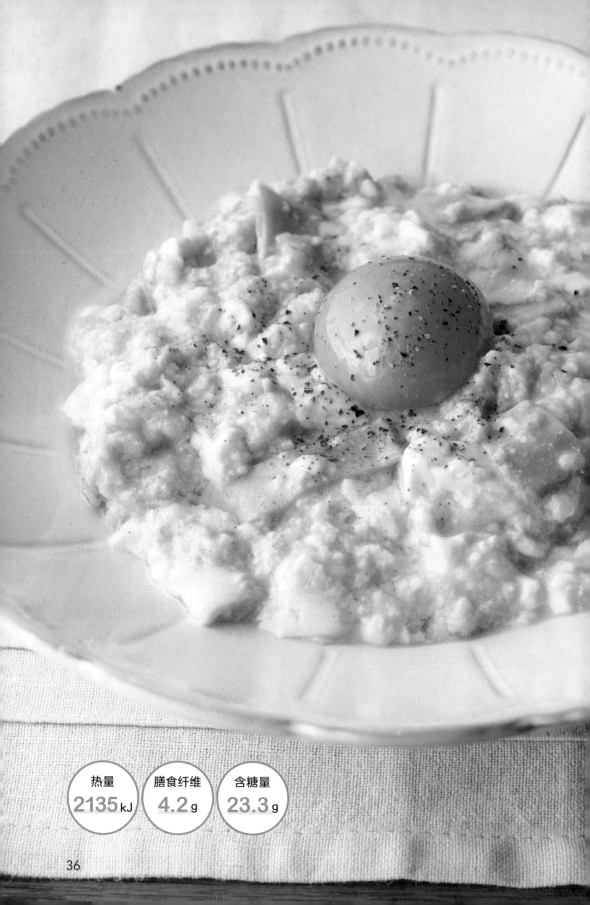

热量
2135 kJ

膳食纤维
4.2 g

含糖量
23.3 g

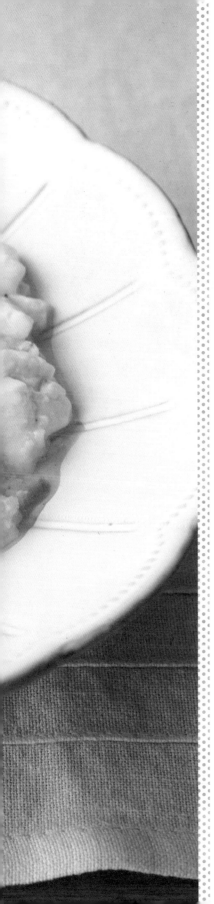

虽然是意式白汁烩饭，但加入了豆腐，余味清爽不腻

意式白汁豆腐烩饭

食材/1人份

燕麦片（快熟）……30 g

水……100 ml

南豆腐……150 g

A｜培根（切小块）……15 g

芝士片（切碎）……2片

颗粒浓汤宝………1小勺

酱油……1/2小勺

牛奶（可用豆奶或杏仁露代替）……30 ml

鸡蛋（无菌）……1个

黑胡椒粉……少许

做法

1 将燕麦片放入耐高温容器中，倒入水，静置约30秒后用微波炉加热约1分30秒。

2 在步骤1备好的燕麦片中放入豆腐，捣碎，搅拌均匀。

3 在容器中加入A，轻轻搅拌。

4 盖上保鲜膜放入微波炉加热1分钟。装盘后打入无菌鸡蛋，撒上黑胡椒粉即可。

搅拌均匀食用，口感和意式白汁烩饭一模一样，比普通的白汁烩饭热量更低。鸡蛋要用可生食的无菌蛋。

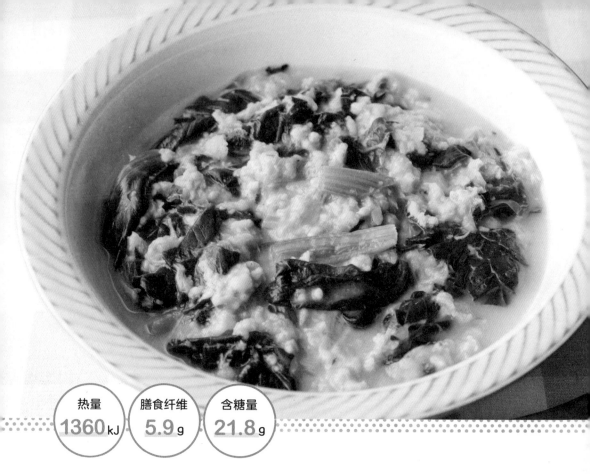

热量	膳食纤维	含糖量
1360kJ	**5.9**g	**21.8**g

<u>菠菜和金枪鱼是绝配</u>

满满菠菜烩饭

食材/1 人份

燕麦片（快熟）……30 g

水浸金枪鱼罐头……1罐（70 g）

A 黄油（含盐）……3 g

　 菠菜（切段）……80 g

　 洋葱（切碎）……30 g

　 颗粒浓汤宝………1小勺

B 酱油……1/2小勺

　 比萨用芝士……30 g

　 水……200 ml

做法

1 将金枪鱼沥干水后放入锅中，加入A简单翻炒。

2 加入燕麦片和B一同熬煮，煮至沸腾即可。

只用新鲜的菠菜和洋葱烹饪当然也没问题！

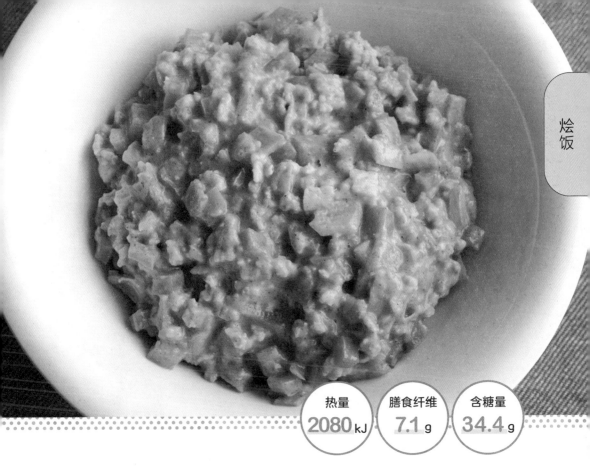

热量	膳食纤维	含糖量
2080 kJ	7.1 g	34.4 g

牛奶和咖喱的组合，每一口都是惊喜

牛奶咖喱烩饭

食材/1人份

燕麦片（快熟）……30 g

A 培根（切丁）……50 g

　胡萝卜（切丁）……70 g

　洋葱（切丁）……70 g

色拉油……1小勺

B 咖喱粉……1小勺

　颗粒浓汤宝………1小勺

　牛奶（可用豆奶或杏仁露代替）……1000 ml

　水……100 ml

做法

1 在锅中倒入色拉油，放入A，炒至洋葱变软。

2 加入燕麦片和B一同熬煮，煮至沸腾即可。

牛奶可以让咖喱的口味更加柔和。

39

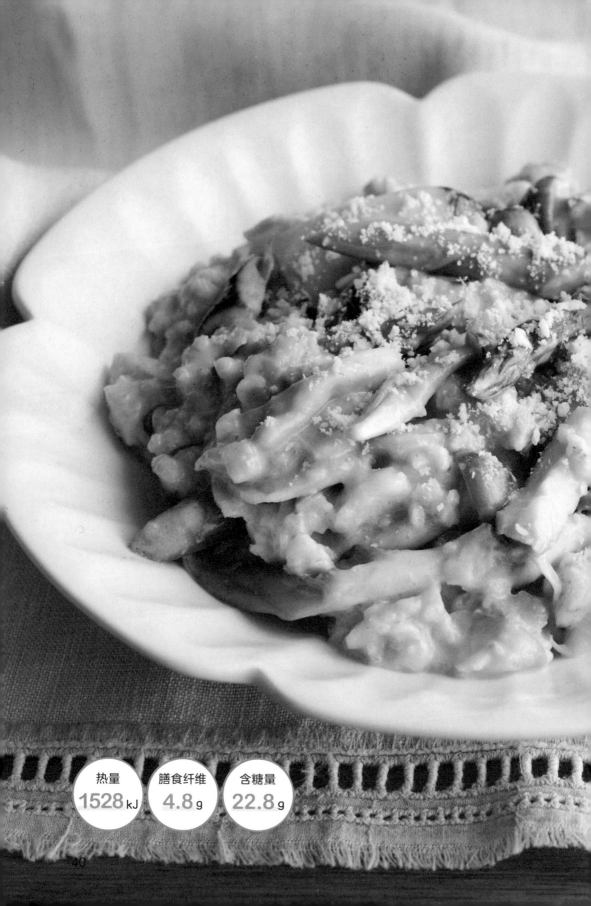

热量 **1528** kJ 　膳食纤维 **4.8** g 　含糖量 **22.8** g

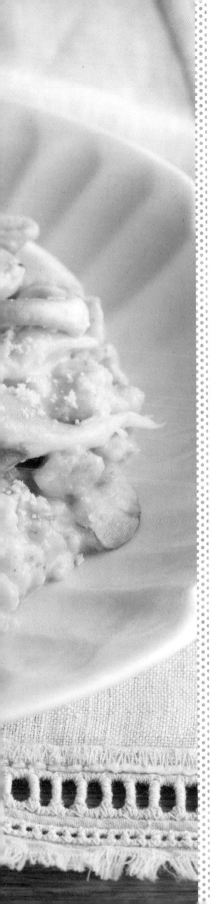

鲜美的菌菇和培根是天生一对

菌菇烩饭

食材/1人份

燕麦片（快熟）……30 g

水……100 ml

A | 黄油（含盐）……10 g
　　菌菇（小平菇、灰树花、杏鲍菇等）……共50 g
　　培根（切细条）……30 g
　　芦笋（切段）……2根

牛奶（可用豆奶代替）……50 ml

盐……少许

黑胡椒粉……少许

颗粒浓汤宝………1/2小勺

芝士粉……适量

做法

1 将燕麦片放入耐高温容器中，倒入水，静置约30秒后用微波炉加热约1分30秒。

2 锅中放入A，中火翻炒。

3 将步骤2中食材炒至熟透后加入步骤1中备好的燕麦片。

4 分次倒入少量牛奶，按个人口味煮至适当的稠度。

5 放入盐、黑胡椒粉和浓汤宝调味。装盘后撒上芝士粉即可。

可以用香肠代替培根，用菠菜、洋葱等代替芦笋，也非常美味。

燕麦片是制作婴幼儿辅食的绝佳食材

　　燕麦片含有丰富的优质蛋白质、维生素、矿物质、铁和膳食纤维，而且几乎无味，适合婴幼儿食用。燕麦片能通过加水来调整稠度，可以用来代替粥。

　　不过有一点需要注意，燕麦片膳食纤维丰富，会对婴幼儿的消化系统造成负担。建议婴幼儿在肠胃消化功能发育完全，进入辅食中期后再开始食用燕麦片。刚开始尝试时，先和其他食材一样，尽量在白天或医院营业时间内喂食，并从一小勺开始逐渐加量。此外，食用辅食中期，婴幼儿体内原本储存的铁已经消耗殆尽，燕麦片中含有铁，刚好可以补充。

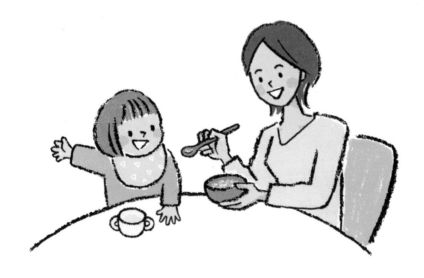

燕麦片加工过程中可能会混入小麦成分，对小麦过敏的人最好先尝试少量食用。

制作辅食时推荐使用颗粒较为细碎的快熟燕麦片，将其充分泡发呈粥状。每餐用量方面，辅食中期建议食用10 g，辅食后期20 g，辅食结束期可以增加到30 g。以上仅为大致分量，一定要根据婴幼儿的成长阶段酌情调整。也可以加入香蕉、黄豆粉等做成甜粥，或根据本书中介绍的食谱，与肉馅混合做出减糖鸡块。

燕麦片也是高龄人士的首选

燕麦片也适合高龄人士。做成黏稠的糊状的同时，还可以保持一定的口感。

此外，对于容易便秘的老年人来说，摄入膳食纤维非常重要。

燕麦片营养丰富，适合食量大不如前的老年人食用。可以加入蔬菜、小鱼、肉馅等补充营养，保证三餐营养均衡。水加太少可能会导致老年人噎住，要特别注意。

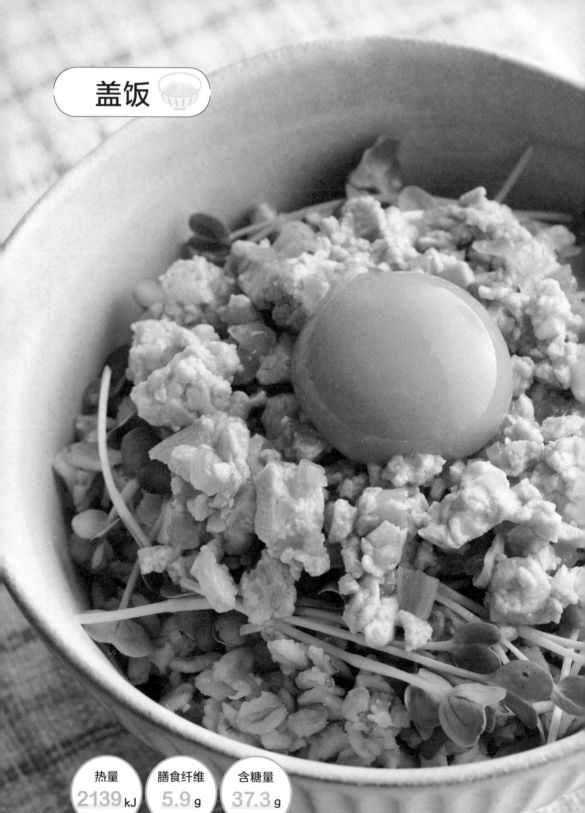

热量	膳食纤维	含糖量
2139 kJ	5.9 g	37.3 g

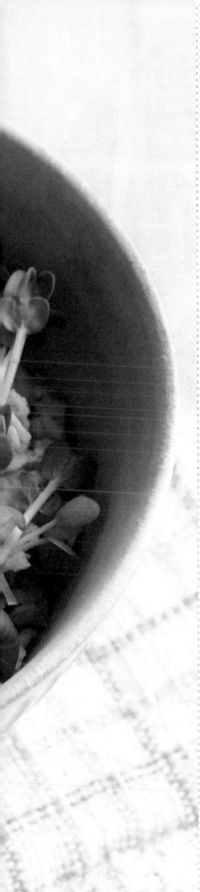

豆腐做的肉臊口味微甜

豆腐肉臊盖饭

食材/1人份

燕麦片（全粒）……30 g

水……50 ml

色拉油……1小勺

A 北豆腐……200 g

　　生姜末……10 g

　　洋葱末……30 g

　　料酒……1大勺

B 味啉……1大勺

　　酱油……1/2大勺

　　蜂蜜……1小勺

　　颗粒浓汤宝………1小勺

鸡蛋（无菌）……1个

萝卜芽……适量

做法

1 热锅，在平底锅中倒入色拉油，放入A，开中火，一边翻炒一边将豆腐捣碎。

2 在步骤1中备好的食材中加入B，炒至水分挥发。

3 将燕麦片放入耐高温容器中，倒入水，静置约30秒后用微波炉加热约1分30秒。用筷子将燕麦片拌开。

4 将步骤3中备好的食材装盘，放入步骤2中炒好的浇头和萝卜芽，再打入无菌鸡蛋即可。

提前用筷子将燕麦片拌开，这样外观和口感都会更像米饭哦。

45

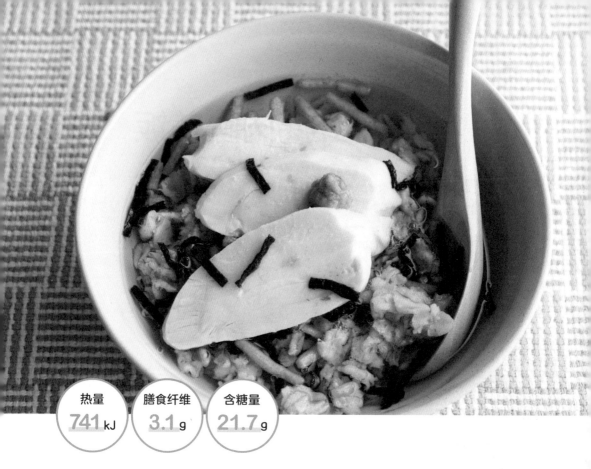

热量	膳食纤维	含糖量
741 kJ	3.1 g	21.7 g

燕麦片也很适合用来做茶泡饭

风味茶泡饭

食材/1人份

燕麦片（全粒）……30 g

水……50 ml

即食鸡胸肉（片装）……3片

柚子胡椒①……适量

茶泡饭料（按个人喜好选择口味）……1包

做法

1 将燕麦片放入耐高温容器中，倒入水，静置约30秒后用微波炉加热约1分30秒。

2 将步骤 1 中备好的燕麦片装盘，点缀上即食鸡胸肉，撒上柚子胡椒，倒入茶泡饭料。

3 倒入开水即可食用。

> 加入即食鸡胸肉，十分满足。图中用的是海苔味茶泡饭料包，大家可以按个人喜好选择口味。

---

①日本九州地区特有的调味料。微咸微辣，散发着迷人的柚子果香与辛香。

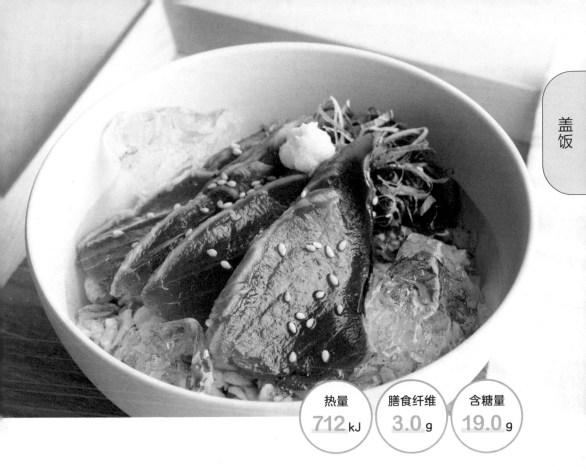

热量	膳食纤维	含糖量
712 kJ	3.0 g	19.0 g

夏天就要吃冷茶泡饭

冷高汤鲣鱼茶泡饭

食材/1人份

燕麦片（全粒）……30 g

水…… 50 ml

鲣鱼（刺身用）……4片

苏子叶（切碎）……2片

白酱油……1大勺

冷水……150 ml

生姜泥……适量

熟白芝麻……适量

用鲷鱼代替鲣鱼也很美味。

做法

1 将燕麦片放入耐高温容器中，倒入水，静置约30秒后用微波炉加热约1分钟，晾凉。

2 将步骤1中备好的燕麦片装盘，摆上鲣鱼、苏子叶，加入白酱油和冷水。

3 最后，加入生姜泥，撒上熟白芝麻。

*推荐加入冰块降温，能让酱汁也变得冰凉爽口。

47

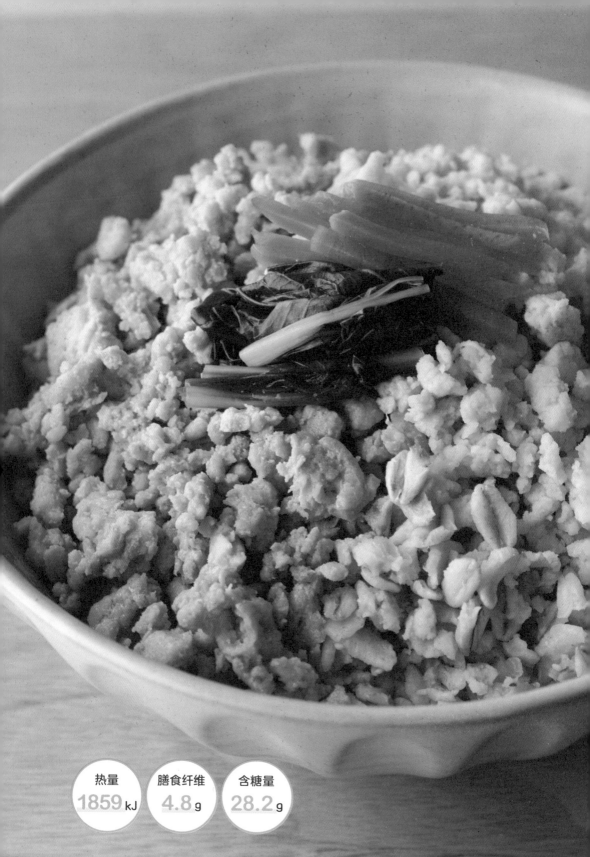

热量 膳食纤维 含糖量
1859 kJ **4.8** g **28.2** g

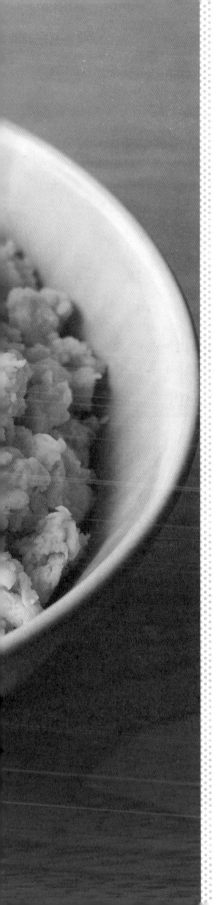

炒鸡蛋加上豆渣和豆奶，健康又养生

豆渣炒蛋鸡茸盖饭

食材/2人份

燕麦片（全粒）……60 g

水……100 ml

色拉油……1/2大勺

· 豆渣炒蛋

鸡蛋……2个

豆渣粉……2大勺

原味豆奶……1大勺

味淋……1/2大勺

白砂糖……1/2大勺

盐……少许

· 鸡茸

鸡肉末……150 g

料酒……1/2大勺

味淋……1/2大勺

白砂糖……1/2大勺

酱油……1大勺

生姜泥……1/2小勺

绿叶蔬菜（油菜、菠菜等）

……按个人喜好添加

红姜……按个人喜好添加

做法

1 将豆渣炒蛋的食材全部放入碗中，搅拌均匀。

2 热锅，放入一半色拉油和步骤1中备好的食材，用筷子不停搅拌，炒至食材成型后盛出备用。

3 将剩下的色拉油和鸡茸原料倒入同一平底锅中，用筷子一边搅拌一边炒至成型。

4 将燕麦片放入耐高温容器中，倒入水，静置约30秒后用微波炉加热约1分钟。

5 装盘，浇上步骤2和3中做好的浇头即可。可根据个人口味添加焯好的蔬菜和红姜。

炒蛋中添加了豆渣粉，口感更加松软。

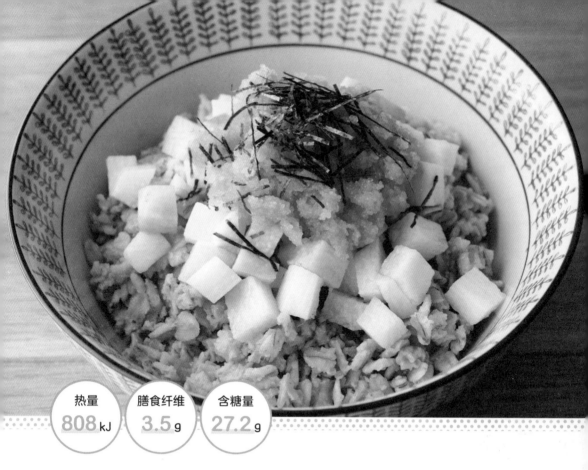

热量	膳食纤维	含糖量
808 kJ	3.5 g	27.2 g

脆脆的山药和弹牙的鳕鱼子十分般配

鳕鱼子山药盖饭

食材/1人份

燕麦片（全粒）……30 g

水……50 ml

山药（切丁）……70 g

鳕鱼子……30 g

酱油……适量

海苔碎……按个人喜好添加

鳕鱼子本身带有咸味，酱油
只需几滴就好。

做法

1 将燕麦片放入耐高温容器中，倒入
水，静置约30秒后用微波炉加热约
1分钟。

2 将步骤 1 中备好的燕麦片装盘，放入
山药和鳕鱼子。

3 用酱油调味，根据个人口味撒上海苔
碎即可。

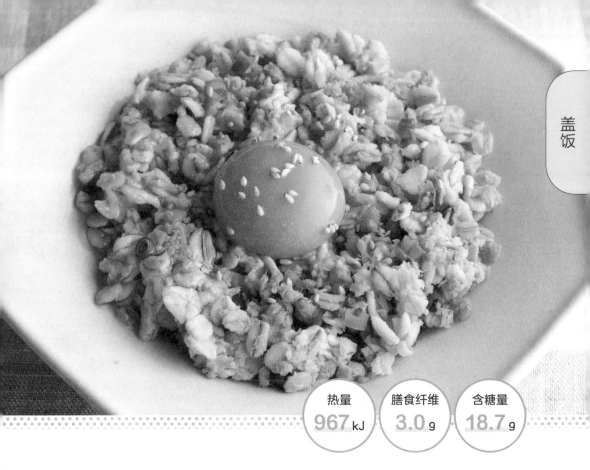

热量	膳食纤维	含糖量
967 kJ	3.0 g	18.7 g

鱼肉松和鸡蛋交融的美味盖饭

鱼肉松鸡蛋盖饭

食材/1人份

燕麦片（全粒）……30 g

水……50 ml

小葱（切葱花）……适量

鱼肉松……2大勺

鸡蛋（无菌）……1个

熟白芝麻……适量

根据个人口味滴上几滴酱油，风味更佳。

做法

1 将燕麦片放入耐高温容器中，倒入水，静置约30秒后用微波炉加热约1分钟。

2 将步骤1中备好的燕麦片与葱花、鱼肉松拌匀。

3 装盘，打入无菌鸡蛋，再撒上熟白芝麻即可。

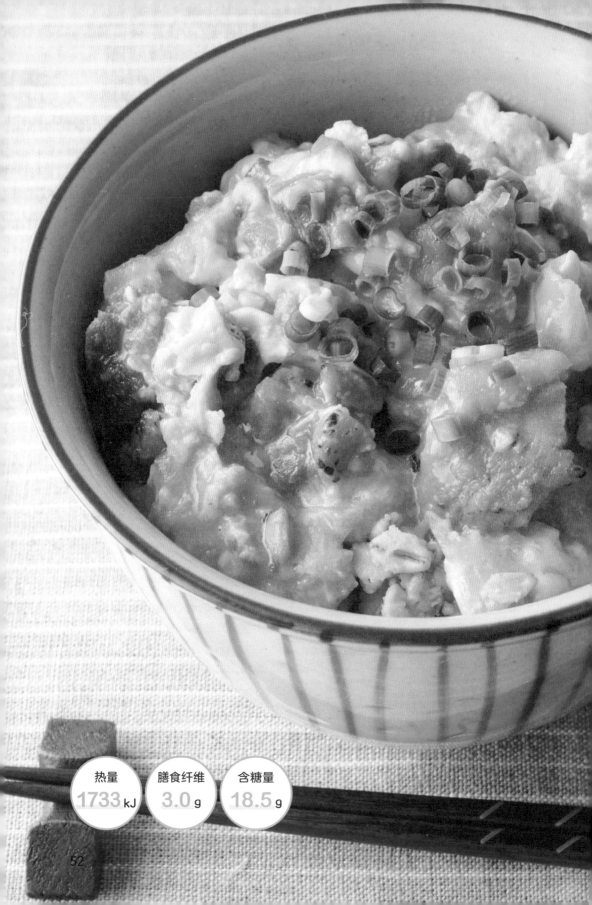

热量 1733 kJ 膳食纤维 3.0 g 含糖量 18.5 g

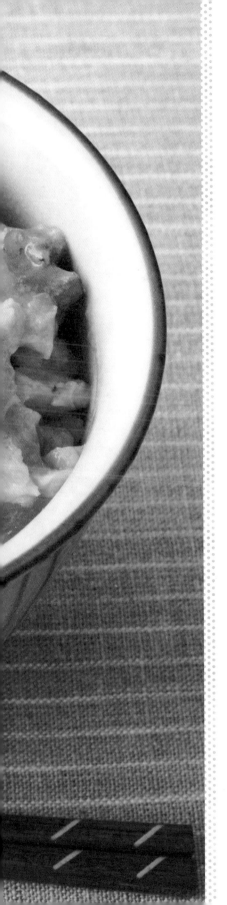

用罐头和鸡蛋轻松制作亲子盖饭

快手亲子盖饭

食材/1人份

燕麦片（全粒）……30 g

水……50 ml

鸡蛋……2个

烤鸡肉罐头（盐味）……1罐（70 g）

小葱（切葱花）……适量

做法

1 将燕麦片放入耐高温容器中，倒入水，静置约30
   秒后用微波炉加热约1分钟。用筷子拌开。

2 将鸡蛋和烤鸡肉放入耐高温容器中，简单搅拌后
   放入微波炉加热1分钟。

3 取出步骤2中热好的食材，拌匀后放入微波炉再
   加热1分钟。取出食材，简单搅拌后再次用微波
   炉加热30秒。

   *请根据鸡蛋熟度自行调整加热时间。

4 将步骤1中备好的燕麦片装盘，摆上步骤3中拌
   好的鸡肉和鸡蛋，最后撒上葱花即可。

换成酱汁风味的烤鸡肉罐头也很美味。
做法都是一样的。

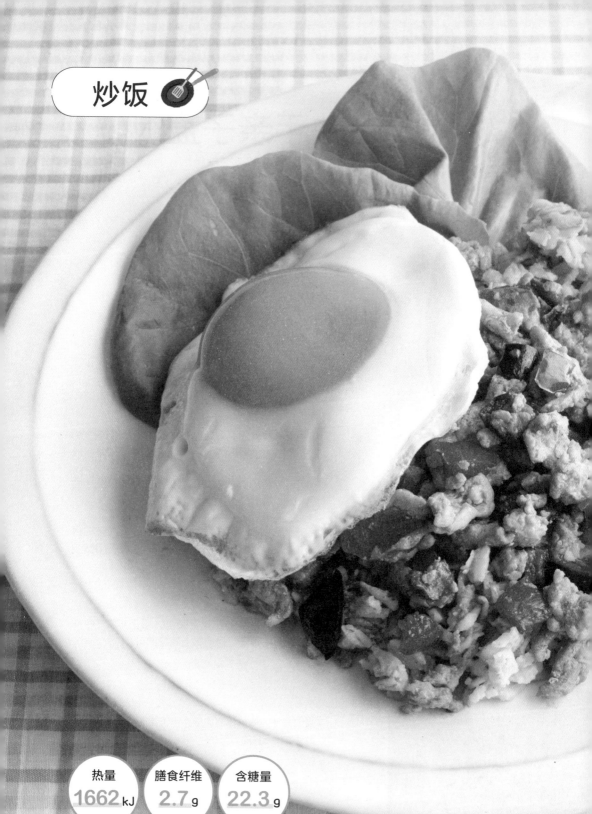

炒饭

热量	膳食纤维	含糖量
1662 kJ	2.7 g	22.3 g

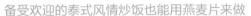

备受欢迎的泰式风情炒饭也能用燕麦片来做

泰式打抛猪肉饭

食材/2人份*

燕麦片（全粒）……60 g

水……100 ml

鸡蛋……2个

色拉油……1/2大勺

茄子（切丁）……1/2根

红彩椒（切丁）……1/2个

鸡肉末……200 g

A　鱼露……1小勺

　　蚝油……2小勺

　　蒜泥……1小勺

　　豆瓣酱……1/2小勺

　　白砂糖……1小勺

　　黑胡椒粉……少许

沙拉蔬菜……适量

柠檬汁……适量

做法

1　将燕麦片放入耐高温容器中，倒入水，静置约30秒后用微波炉加热约1分钟。煎好荷包蛋备用。

2　平底锅中倒入色拉油，开大火，放入茄子和红彩椒，翻炒约30秒。

3　加入鸡肉末和A，炒至鸡肉熟透。

4　盘中铺好沙拉蔬菜，将步骤1中备好的燕麦片装盘，摆上步骤3中炒好的食材，加上荷包蛋点缀。最后淋上柠檬汁即可。

吃的时候记得拌匀，这样才会更加入味。

*图片为1人份。

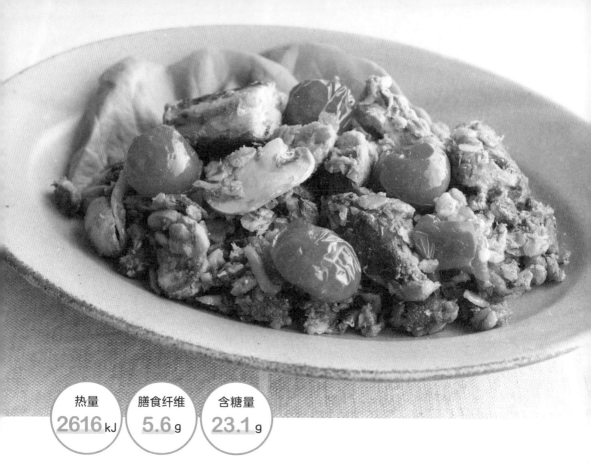

热量	膳食纤维	含糖量
2616 kJ	5.6 g	23.1 g

咖喱风味让人食欲大增

青花鱼杂蔬炒饭

食材/1人份

燕麦片（全粒）……30 g

水……50 ml

水浸青花鱼罐头……1罐（190 g）

A 橄榄油……1大勺

　 口蘑（切薄片）……3个

　 圣女果……6颗

　 咖喱粉……2小勺

　 盐……少许

　 黑胡椒粉……少许

沙拉蔬菜……按个人喜好添加

做法

1 在锅中放入A，中火翻炒。再将青花鱼罐头沥干水倒入锅中，翻炒的同时将其捣碎。

2 将燕麦片放入耐高温容器中，倒入水，静置约30秒后用微波炉加热约1分钟。

3 将步骤2中备好的燕麦片加入1中，炒至水分挥发。装盘，根据个人口味佐以沙拉蔬菜即可。

也可以选择你喜欢的菌菇，如平菇、杏鲍菇等。

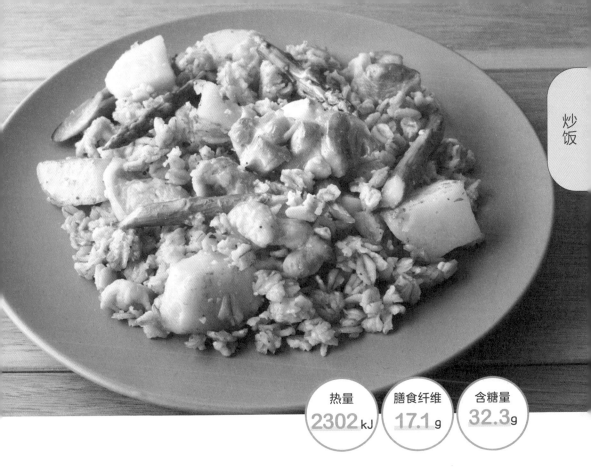

热量	膳食纤维	含糖量
2302 kJ	**17.1** g	**32.3** g

加入上豆，饱腹感更强

土豆鸡肉炒饭

食材/1人份

燕麦片（全粒）……30 g

水 ……50 ml

土豆（切滚刀块）……1个

鸡腿肉（切块）……1/2块（150 g）

芦笋（斜切成小段）……2根

蒜油调味粉……适量

色拉油……1小勺

黑胡椒粉……少许

> 用鸡胸肉代替鸡腿肉更加健康。
> 蔬菜也可以选择自己喜欢的。

做法

1 将燕麦片放入耐高温容器中，倒入水，静置约30秒后用微波炉加热约1分钟。

2 将土豆和芦笋放入耐高温容器中，淋少量水，盖上保鲜膜放入微波炉加热5分钟。

3 平底锅中倒入色拉油，将鸡肉单面煎熟后放入步骤2中备好的土豆和芦笋翻炒。

4 炒至所有食材熟透后，加入步骤1中备好的燕麦片和蒜油调味粉搅拌均匀。最后撒上黑胡椒粉即可。

57

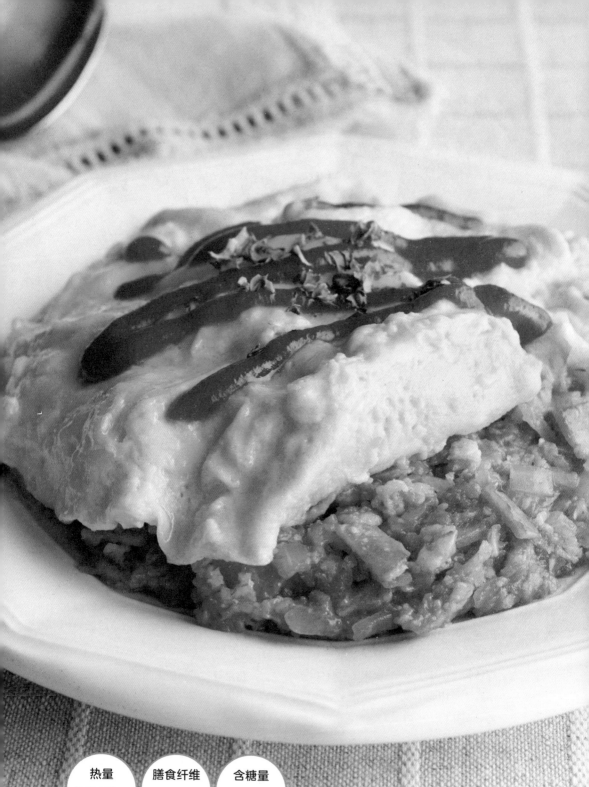

热量
2717 kJ

膳食纤维
3.7 g

含糖量
26.7 g

松软的鸡蛋包裹着燕麦片制成的蛋包饭

燕麦版蛋包饭

食材/1人份

· 番茄酱风味燕麦片

燕麦片……30 g

水……50 ml

橄榄油……1大勺

洋葱（切丁）……40 g

培根（切丁）……30 g

番茄酱……1大勺

· 松软半熟炒蛋

鸡蛋……2个

牛奶……1大勺

黄油（含盐）……10 g

番茄酱……按个人喜好添加

欧芹（切碎）……按个人喜好添加

做法

1 将燕麦片放入耐高温容器中，倒入水，静置约30秒后用微波炉加热约1分钟。

2 平底锅中倒橄榄油，开中火翻炒洋葱和培根。待食材断生后倒入番茄酱炒至食材入味。

3 加入步骤1中备好的燕麦片，将所有食材拌匀后出锅装盘。

4 碗里打入鸡蛋，加牛奶并将鸡蛋打散。

5 用中火在平底锅中融化黄油，加入步骤4中打好的蛋液。

6 一边晃动平底锅，一边用长筷子搅拌蛋液，让蛋液凝固。

7 待鸡蛋半熟后关火，铺在步骤3中备好的食材上。根据个人口味浇上番茄酱，撒上欧芹碎即可。

用燕麦片做成的番茄酱蛋包饭和普通版不同，口感更加黏稠。

59

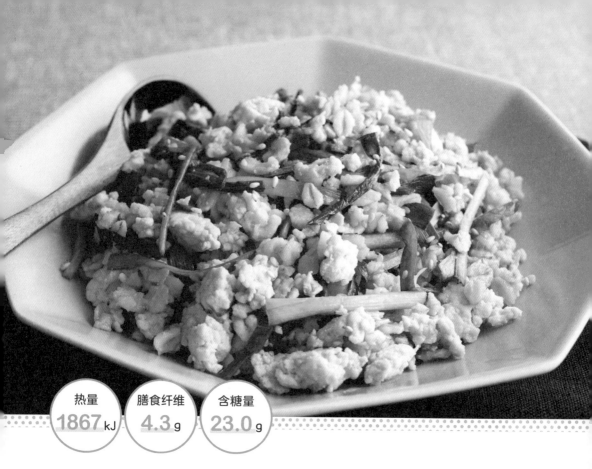

热量	膳食纤维	含糖量
1867 kJ	4.3 g	23.0 g

将鸡肉末与燕麦片充分混合

韭菜鸡肉末炒饭

食材/1人份

燕麦片（全粒）……30 g

水……50 ml

色拉油……1小勺

A | 鸡肉末……150 g

　　料酒……1大勺

　　鸡精……1小勺

B | 韭菜（切成5 cm长的段）……1/2把

　　烤肉酱……1/2大勺

　　熟白芝麻……适量

做法

1　将燕麦片放入耐高温容器中，倒入水，静置约30秒后用微波炉加热约1分钟。

2　平底锅中倒入色拉油和A，开中火翻炒。

3　待鸡肉熟透后加入步骤1中备好的燕麦片和B翻炒即可。

加烤肉酱时要记得尝尝咸淡，不要过咸。

影星、模特和运动员们都是燕麦片爱好者

在网上搜索"燕麦片"，就能看见世界范围内的影星、模特和运动员们吃燕麦片保持身材的报道。此外，欧美电视剧、电影里的早餐场景中，也会有燕麦片。用牛奶泡成的热燕麦粥是他们的传统食物。

在西方国家，吃燕麦片是一种主流的减肥、清肠方法。国外的顶级模特和好莱坞的影星们为了保持身材、变得健美，都会食用燕麦片。燕麦片含有丰富的蛋白质和膳食纤维，能改善皮肤状态，还能健康减肥，很受人们的欢迎。

燕麦片吃法多样。既可以简单地用来泡牛奶，也可以放入酸奶中冷藏一夜食用，还可以用来烤马芬蛋糕，既精致好看又好吃。

需要注意的是影星、模特和运动员们在实施燕麦清肠术时，大多也会对饮食和运动进行严格的控制。一般人跟着简单的几句介绍就盲目尝试，很有可能无法达到想要的效果，甚至伤害自己的身体。因此一定要了解之后，再开始慢慢尝试。

饭团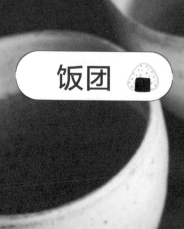

热量	膳食纤维	含糖量
1247 kJ	4.4 g	26.1 g

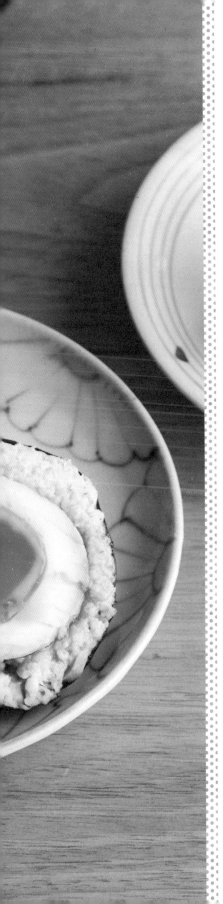

燕麦包裹着完整的酱油鸡蛋，饱腹感非常强

香辣酱油鸡蛋饭团

食材/1人份/1个

燕麦片（快熟）……30 g

水……80 ml

红姜……8 g

蛋黄酱……2小勺

酱油鸡蛋……1个

烤海苔……适量

做法

1 将燕麦片放入耐高温容器中，倒入水，静置约30秒后用微波炉加热约1分钟。取出，用筷子拌开。

2 在步骤1中备好的燕麦片中放入红姜和蛋黄酱，搅拌均匀。

3 将步骤2拌匀的食材铺在保鲜膜上，再放上酱油鸡蛋，用保鲜膜包好握成饭团状。为了不使饭团散开，外层包上海苔。

用快熟燕麦片代替米饭更易塑形。包上海苔可以防止饭团散开。

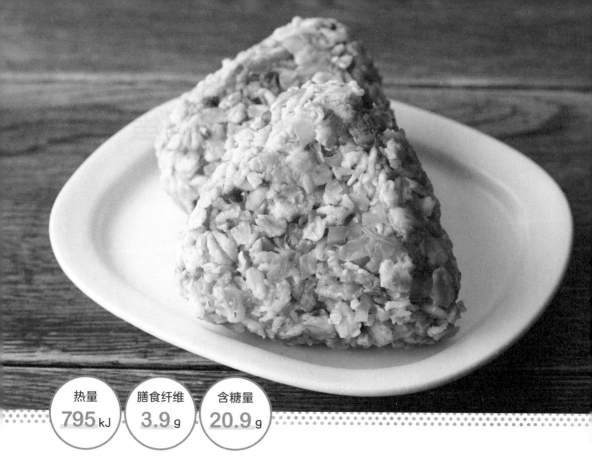

热量	膳食纤维	含糖量
795 kJ	3.9 g	20.9 g

卷心菜口感清脆又美味

卷心菜木鱼花饭团

食材/1人份/1个*

燕麦片（全粒）……30 g

水……50 ml

A 卷心菜（切末）……50 g

　 小葱（切葱花）……5 g

　 橄榄油……1小勺

　 酱油……2小勺

木鱼花……3 g（1撮）

熟白芝麻……适量

做法

1 将燕麦片放入耐高温容器中，倒入水，静置约30秒后用微波炉加热约1分钟。

2 将A放入另一个耐高温容器中，盖上保鲜膜，放入微波炉加热3分钟。

3 在步骤2备好的食材中加入木鱼花、熟白芝麻，再与步骤1中的燕麦片搅拌均匀。

4 用保鲜膜包好，握紧即可。

用拌好的燕麦饭代替便当里的米饭也很美味。

*图片为2人份。

64

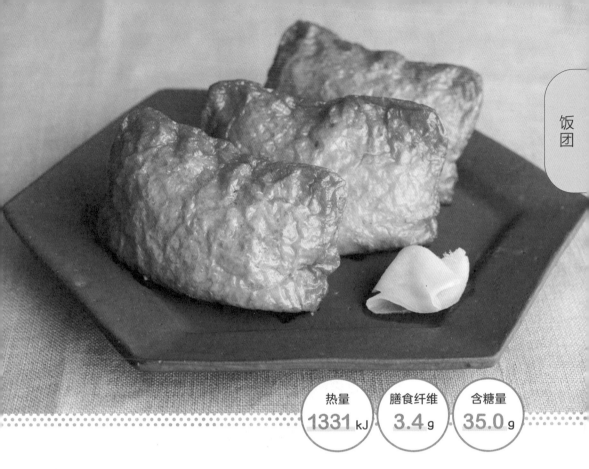

热量	膳食纤维	含糖量
1331 kJ	3.4 g	35.0 g

简直就是"醋饭本饭"！甚至吃不出燕麦片的口感

豆皮寿司

食材/1人份/2 ～ 3个

燕麦片（全粒）……30 g

水……50 ml

A | 寿司醋……1小勺
  | 白砂糖……1小勺
  | 盐……少许
  | 熟白芝麻……适量

炸豆皮（市售）……2~3片

甜姜片……按个人喜好添加

做法

1 将燕麦片放入耐高温容器中，倒入水，静置约30秒后用微波炉加热约1分钟。

2 将A拌匀后加入步骤1晾凉的燕麦片，继续拌匀。

3 将燕麦饭塞入炸豆皮中，佐以甜姜片食用。

> 如果觉得将米饭全都换成燕麦片难以接受，可以只放一半。

65

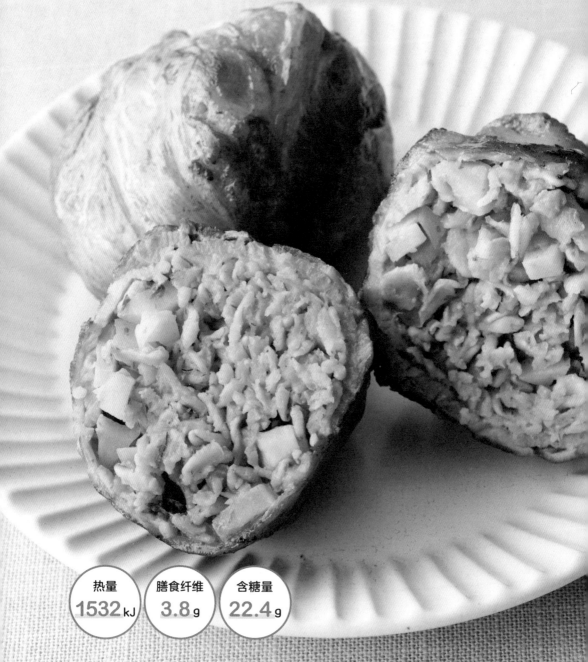

热量 **1532** kJ 　膳食纤维 **3.8** g 　含糖量 **22.4** g

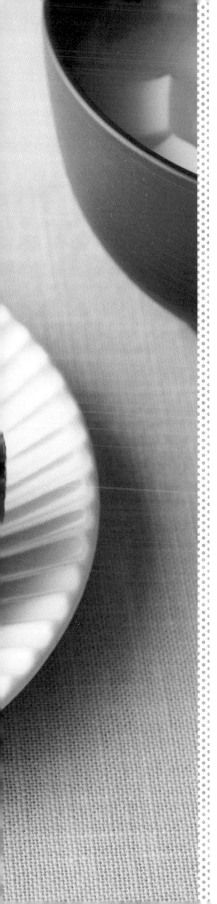

脆脆的莲藕是亮点

盐味海苔肉卷饭团

食材/1人份/2个

燕麦片（全粒）……30 g

水……50 ml

A | 莲藕（切丁）……30 g

海苔……适量

盐……少许

猪里脊薄片……4片

橄榄油……适量

酱油……适量

做法

1 将燕麦片放入耐高温容器中，倒入水，静置约30秒后用微波炉加热约1分钟。

2 将步骤1备好的燕麦片与A拌匀，分成两等份。

3 用保鲜膜将步骤2拌匀的食材捏呈球形，用两片猪肉将其包起来。用同样的方法做两个饭团。

4 用平底锅加热橄榄油，将步骤3捏好的饭团放入锅中，中火煎至表面焦脆，轻轻晃动平底锅使其均匀受热。待饭团表面金黄、猪肉熟透后淋上酱油即可。

加入莲藕，不仅口感升级，还更有饱腹感。

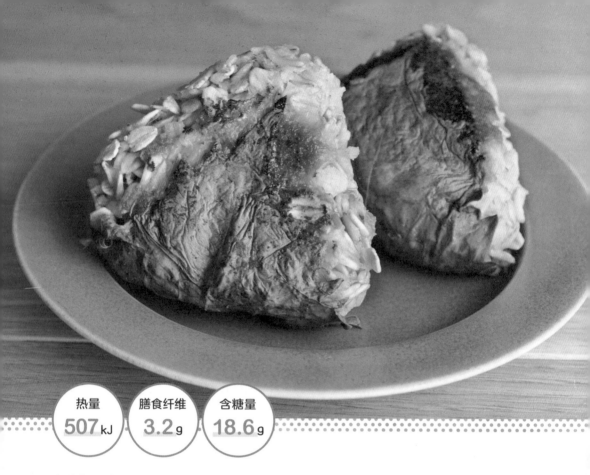

热量	膳食纤维	含糖量
507kJ	**3.2**g	**18.6**g

有着梅子味噌的微酸和香气

苏子叶包梅子味噌烤饭团

食材/1人份/1个 *

燕麦片（全粒）……30 g

水……50 ml

A | 梅子酱……1/2小勺
　 | 味噌……1/2小勺

苏子叶……1片

色拉油……1小勺

---

*图片为2人份。

做法

1 将燕麦片放入耐高温容器中，倒入水，静置约30秒后用微波炉加热约1分钟。捏成饭团的形状。

2 将A拌匀制成梅子味噌，涂在步骤1备好的饭团其中一面及底部。

3 将苏子叶贴在涂有梅子味噌的地方。用平底锅加热色拉油，煎至饭团表面微焦即可。

使用树脂平底锅煎饭团时，不放色拉油也可以。

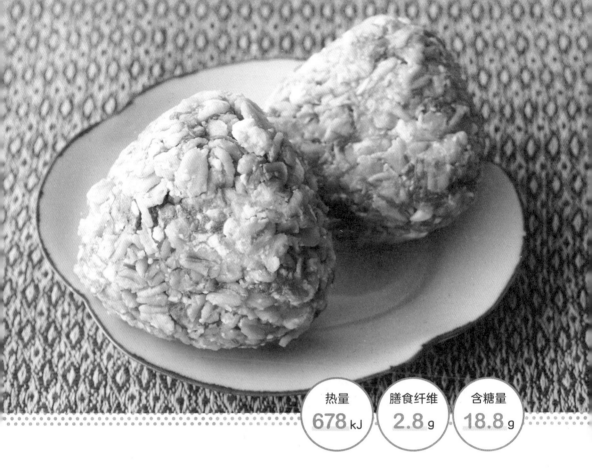

热量	膳食纤维	含糖量
678 kJ	**2.8** g	**18.8** g

罐头牛肉的鲜香配上芝士的醇厚，格外美味

罐头牛肉芝士饭团

食材/1人份/1个 *

燕麦片（全粒）……30 g

水……50 ml

A 罐头牛肉……1大勺

　 白干酪……1大勺

　 盐……少许

　 黑胡椒粉……少许

做法

1 将燕麦片放入耐高温容器中，倒入水，静置约30秒后用微波炉加热约1分钟。用筷子拌开。

2 将A加入步骤1中备好的燕麦片，搅拌均匀。

3 包上保鲜膜，捏成饭团形状即可。

可根据个人口味添加欧芹，风味更佳。

*图片为2人份。

69

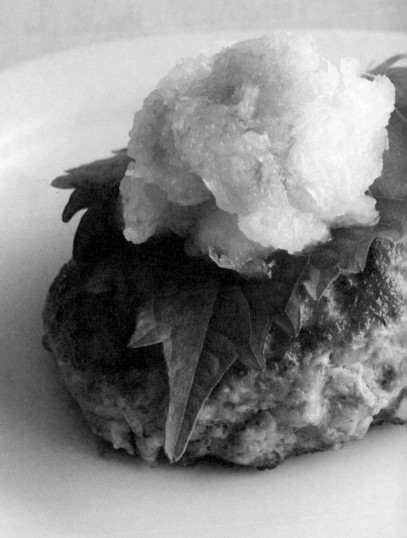

热量 1934 kJ　膳食纤维 1.7 g　含糖量 10.8 g

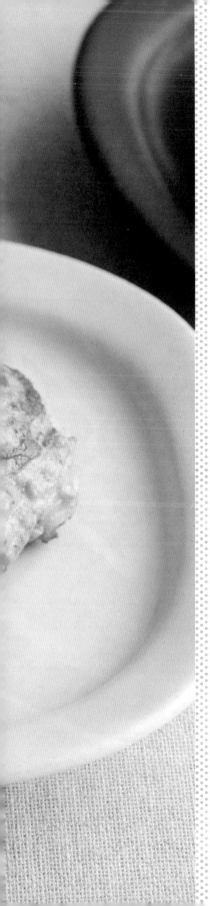

燕麦片让汉堡肉松软可口

快手汉堡肉

食材/2人份 *

燕麦片（快熟）……30 g

水……100 ml

A 混合肉馅……250 g

　洋葱（切碎）……30 g

　鸡蛋……1个

　盐……少许 ·装饰

　黑胡椒粉……少许 　白萝卜泥……适量

色拉油……1/2大勺 　苏子叶……2片

料酒……1大勺 　柚子醋……适量

做法

1 将燕麦片放入耐高温容器中，倒入水，静置约30秒后用微波炉加热约1分30秒。稍稍搅拌后静置晾凉。

2 将A加入步骤1备好的燕麦片中，搅拌均匀。

3 用肉馅团成两块汉堡肉的形状，用平底锅加热色拉油，转中火煎制。

4 待汉堡肉其中一面煎至焦黄后翻面，倒入料酒，盖上盖子转小火，焖至用牙签戳穿后带出的肉汁呈透明状即可。

5 装盘，摆上苏子叶和白萝卜泥，淋上柚子醋。

*图片为1人份。

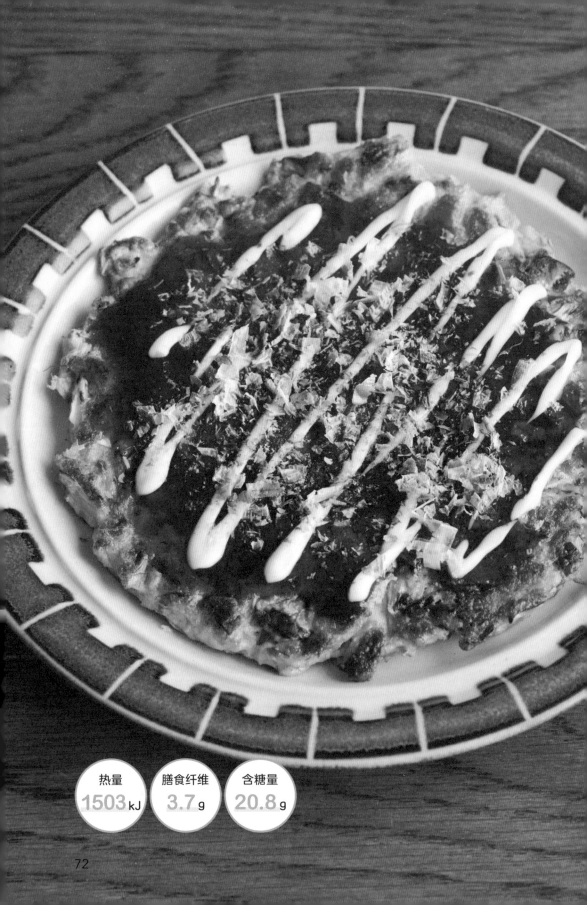

热量 膳食纤维 含糖量
1503 kJ 3.7 g 20.8 g

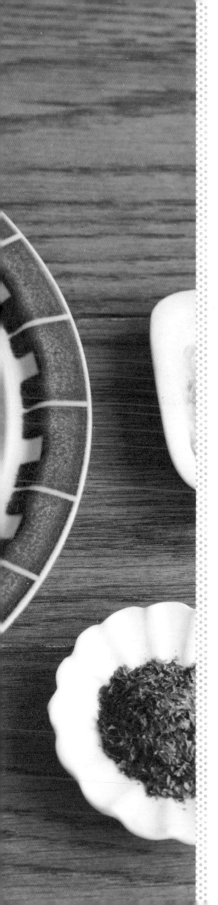

适合刚开始尝试燕麦片的新手

燕麦御好烧

配
菜

食材/1块/直径20 cm

燕麦片（快熟）……30 g

水……100 ml

水浸金枪鱼罐头……1/2罐（35 g）

A│ 卷心菜（切成大块）……50 g

　　鸡蛋……1个

　　颗粒浓汤宝………1小勺

芝麻油……1大勺

· 配料

御好烧酱汁……适量

蛋黄酱……适量

木鱼花……适量

青海苔……适量

做法

1　将燕麦片放入耐高温容器中，倒入水，静置约30
　　秒后用微波炉加热约1分30秒。

2　将金枪鱼沥干水后与A一同加入步骤1备好的燕
　　麦片中，搅拌均匀。

3　平底锅中倒入芝麻油，开大火烧热后将2入锅摊
　　成圆形。

4　待一面煎至金黄后翻面，盖上盖子将御好烧完全
　　焖熟。用筷子戳一下，里面熟透即可。

5　在做好的御好烧上浇酱汁和蛋黄酱，撒上木鱼花
　　和青海苔就完成了。

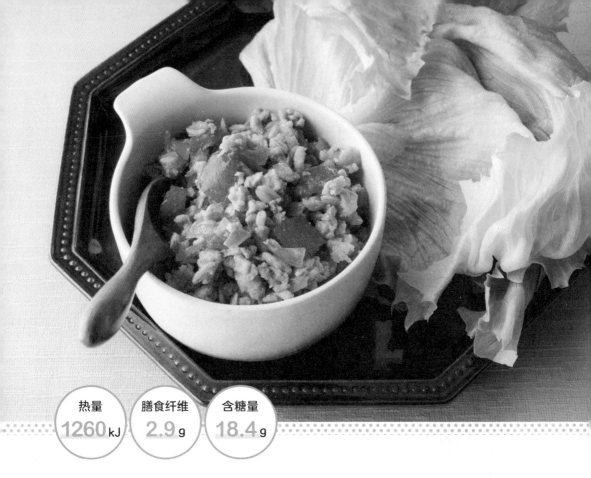

热量	膳食纤维	含糖量
1260kJ	**2.9**g	**18.4**g

生菜能够吃到饱

生菜包鸡肉末

食材/2 人份

色拉油……1/2大勺

A| 鸡肉末……200 g
　　红彩椒（切丁）……1/2颗
　　洋葱（切丁）……1/2颗
　　蒜泥……1小勺

B| 燕麦片（全粒）……1大勺
　　水……100 ml
　　蚝油……1大勺
　　酱油……1大勺
　　料酒……1大勺

B| 味啉……1大勺
　　盐……少许
　　黑胡椒粉……少许

生菜……适量

做法

1 热锅，倒入色拉油和A，开中火翻炒。

2 炒至锅中食材断生后放入B继续煮。

3 收汁并装盘，用生菜卷着吃。

做成盖饭也很好吃。

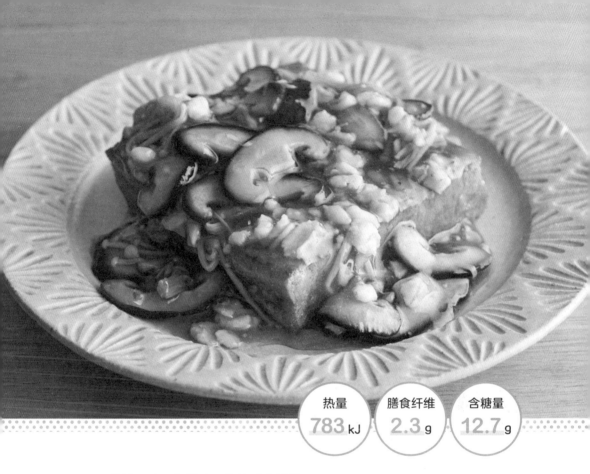

热量	膳食纤维	含糖量
783 kJ	2.3 g	12.7 g

厚厚的油豆腐不仅美味，饱腹感也很强

菌菇红烧油豆腐

食材/2人份

厚切油豆腐……150 g

A　燕麦片（全粒）……15 g

　　香菇（去蒂后切成薄片）…… 2朵

　　金针菇（去蒂，切成3 cm长的段）

　　　……15 g

　　酱油……2小勺

　　料酒……2小勺

　　味啉……2小勺

　　白砂糖……2小勺

　　水……100 ml

水淀粉……1小勺

（淀粉1/2小勺，水1/2小勺）

做法

1　热锅，将油豆腐两面煎至金黄后装盘。

2　将A放入平底锅中，开中火煮至燕麦片变软后加入水淀粉勾芡。

3　将步骤2中煮好的燕麦片浇在步骤1煎好的油豆腐上即可。

> 用这个配方做出的酱汁口味微甜，除了油豆腐之外，还可以用来给黄油煎制的白身鱼或猪肉等勾芡。

75

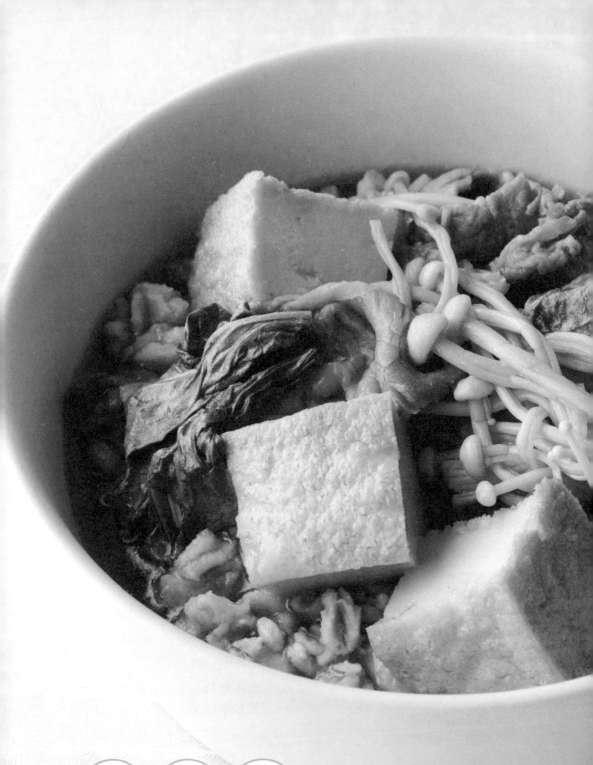

热量
2524 kJ

膳食纤维
4.5 g

含糖量
29.3 g

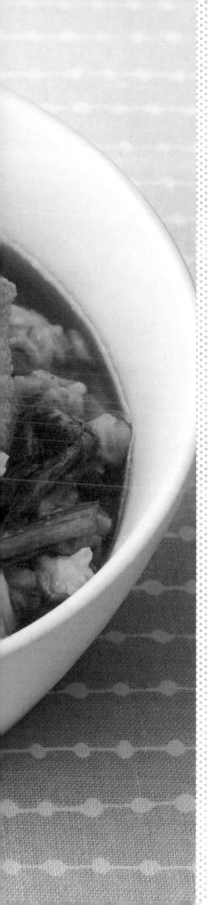

加入油豆腐块，分量十足

牛肉炖豆腐

食材/1人份

燕麦片（全粒）……30 g

水……100 ml

A｜牛肉（切成适口大小）……50 g

厚切油豆腐（切成大块）……100 g

金针菇（去蒂，分成小朵）……20 g

油菜（切成4 cm长的段）……2棵

酱油……2小勺

料酒……1大勺

味啉……1大勺

颗粒浓汤宝………1小勺

开水……100 ml

做法

1　将燕麦片放入耐高温容器中，倒入水，静置约30
秒后用微波炉加热约1分30秒。装盘。

2　将A放入耐高温容器中，稍稍搅拌让所有食材混
合，盖好保鲜膜用微波炉加热约1分30秒。

3　取出并稍加搅拌，让牛肉均匀受热。再次盖上保
鲜膜用微波炉加热约1分30秒。

4　将步骤3中做好的牛肉炖豆腐和开水一起倒入1
中即可食用。

用微波炉加热肉类时，先加热一次，搅
匀后再次放进微波炉加热会更容易熟。

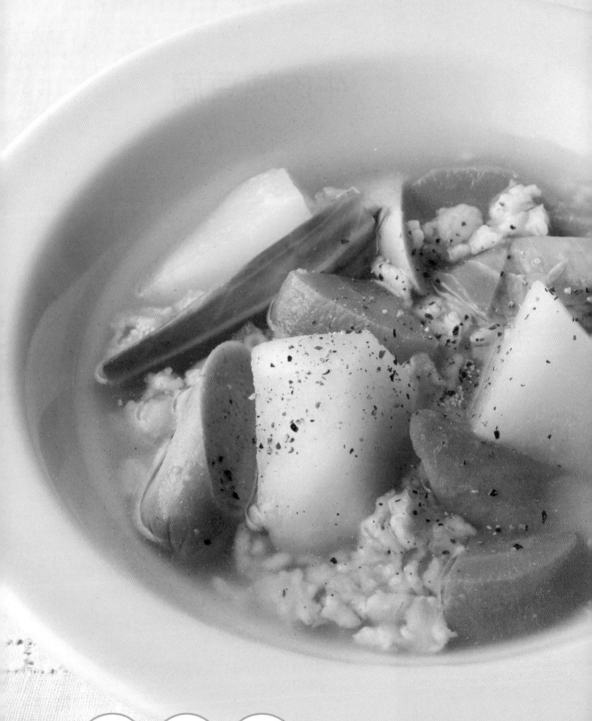

热量
1247 kJ

膳食纤维
11.0 g

含糖量
29.2 g

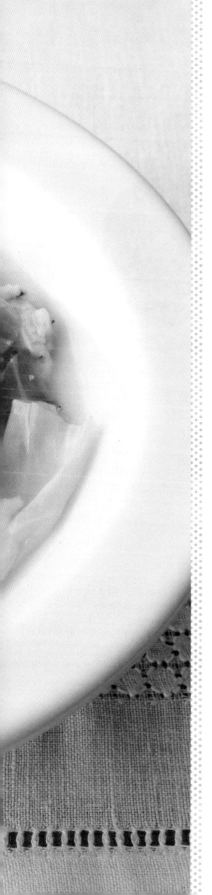

用微波炉就能做的浓汤

燕麦浓汤

食材/1 人份

燕麦片（全粒）……30 g

水……100 ml

A ｜ 土豆（切成适口大小）……80 g

　｜ 胡萝卜（切成扇形）……30 g

　｜ 卷心菜（撕成适口大小）……20 g

B ｜ 香肠（斜向对半切开）……3小根

　｜ 颗粒浓汤宝………1小勺

　｜ 盐……少许

　｜ 开水……100 ml

黑胡椒粉……少许

做法

1 将A放入耐高温容器中，盖好保鲜膜用微波炉加热7分钟。

2 将燕麦片放入耐高温容器中，倒入水，静置约30秒后用微波炉加热约1分30秒。

3 将步骤2中备好的燕麦片装盘，放入步骤1中热好的蔬菜，再将B拌匀后浇上去。最后撒上黑胡椒粉即可。

香肠为即食食品，无须加热，用开水泡一下即可。

79

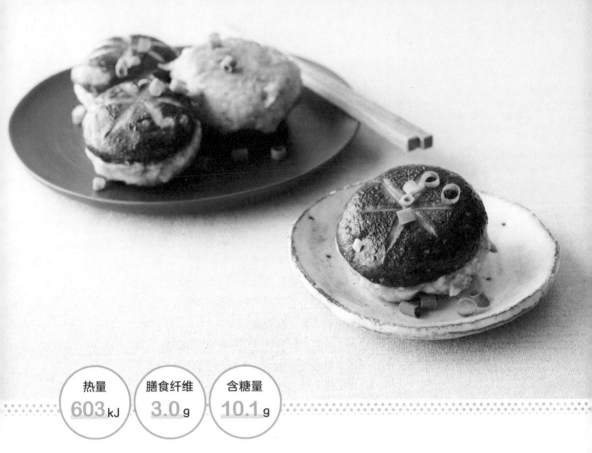

热量	膳食纤维	含糖量
603kJ	**3.0**g	**10.1**g

圆滚滚的形状十分讨喜

香菇酿肉

食材/2人份

燕麦片（快熟）……30 g

水……100 ml

香菇（去蒂）……4朵

A| 鸡肉末……50 g

   生姜泥……1小勺

   颗粒浓汤宝……1小勺

   比萨用芝士……1大勺

   盐……少许

   黑胡椒粉……少许

淀粉……适量

色拉油……1小勺

小葱（切葱花）……适量

酱油……适量

做法

1 将燕麦片放入耐高温容器中，倒入水，静置约30秒后用微波炉加热约1分30秒。

2 将A加入步骤1准备好的燕麦片中，搅拌均匀。

3 香菇改花刀，里侧抹上淀粉后，将步骤2拌好的肉馅塞进去。用平底锅加热色拉油，煎制塞有肉馅的那一面。

4 翻面后盖上盖子焖熟。装盘并撒上葱花，淋上酱油即可。

在香菇里侧涂上一层薄薄的淀粉能帮助固定肉馅。

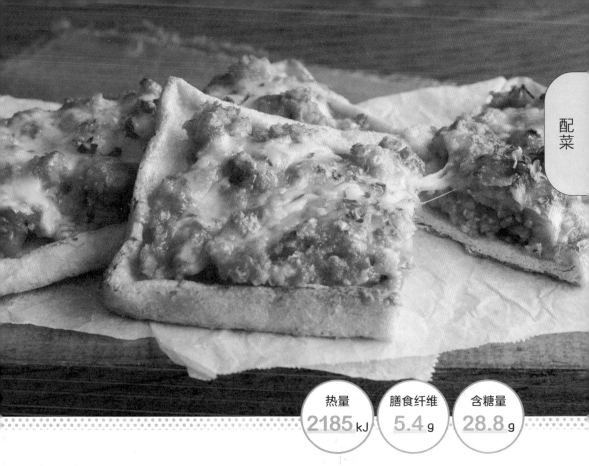

热量	膳食纤维	含糖量
2185 kJ	**5.4** g	**28.8** g

没想到油豆腐和芝士、番茄酱在一起如此和谐

巨无霸油豆腐比萨

食材/1人份

燕麦片（快熟）……30 g

水……100 ml

冷冻什锦蔬菜……20 g

番茄酱……2大勺

油豆腐块……2片

比萨用芝士……30 g

欧芹（切碎）……按个人喜好添加

需要2块油豆腐才能盛得下30 g燕麦片，是分量十足的一餐。

做法

1 将燕麦片放入耐高温容器中，倒入水，静置约30秒后用微波炉加热约1分30秒。

2 将冷冻什锦蔬菜、番茄酱和步骤1备好的燕麦片一同放入平底锅中稍加翻炒。

3 用厨房纸吸去油豆腐上的油分，轻轻按压让中心凹陷，铺上步骤2备好的食材和芝士。

4 用烤箱（1000 W火力烤5分钟）或空气炸锅等烤至芝士融化即可。根据个人口味撒上欧芹碎，风味更佳。

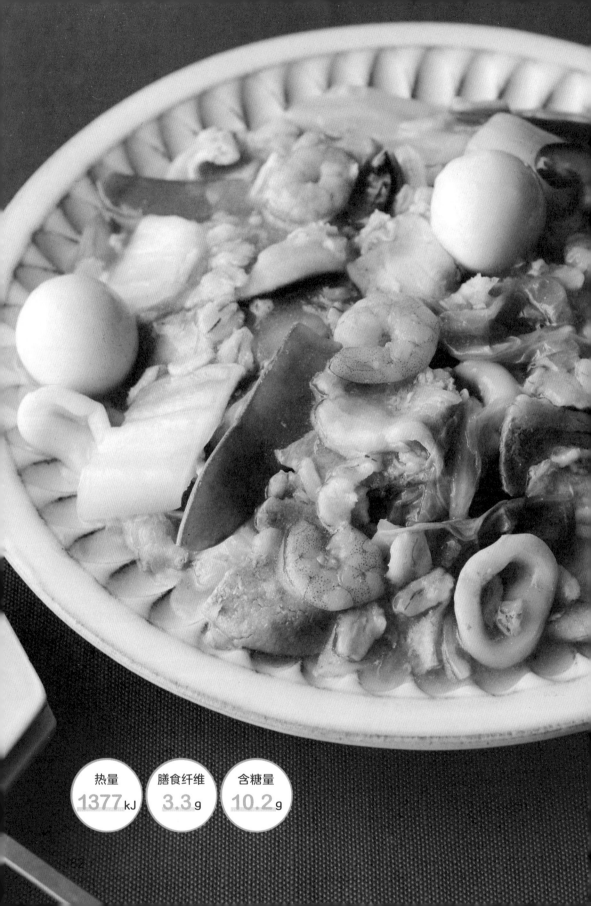

热量	膳食纤维	含糖量
1377 kJ	3.3 g	10.2 g

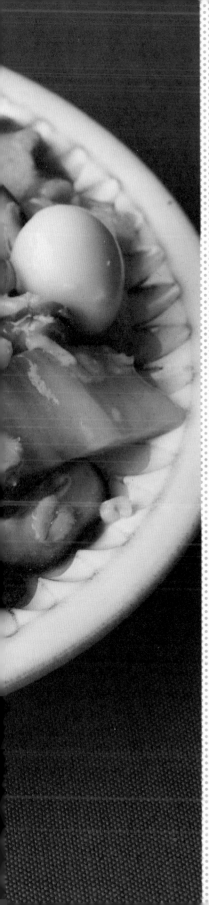

食材丰富、饱腹感极强的一道菜

八宝菜

食材/2人份

色拉油……1/2大勺

猪里脊薄片（切成适口大小）……130 g

冷冻什锦海鲜……50 g

A 燕麦片（全粒）……15 g

　香菇（切片）……3朵

　白菜（切块）……150 g

　荷兰豆……30 g

　鹌鹑蛋（水煮）……8个

　水……200 ml

　料酒……1大勺

　鸡精……1大勺

　盐……少许

　黑胡椒粉……少许

水淀粉……1小勺

（淀粉1/2小勺，水1/2小勺）

做法

1 用平底锅加热色拉油，放入猪肉和什锦海鲜，中火翻炒。

2 将A加入步骤1炒好的猪肉和海鲜中，煮至食材熟透。

3 加入水淀粉勾芡。装盘即可享用。

成品太稀时可以多加水淀粉进行调整。

热量 **1147** kJ　膳食纤维 **0.9** g　含糖量 **6.3** g

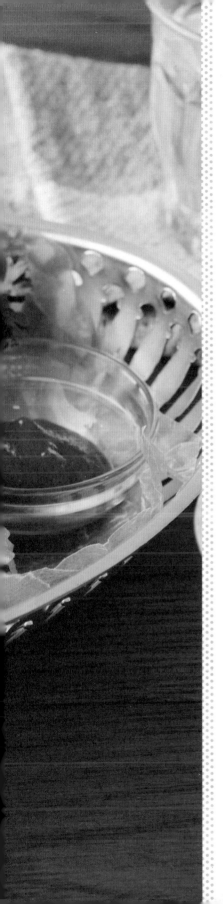

口感外焦里嫩，香脆十足

减糖鸡块

食材 / 3人份 / 约20块

燕麦片（快熟）……30 g

水……100 ml

A｜鸡肉末……300 g

　　鸡蛋……1个

　　盐……少许

　　鸡精……1小勺

色拉油……1/2大勺

番茄酱……适量

欧芹……按个人喜好添加

做法

1　将燕麦片放入耐高温容器中，倒入水，静置约30秒后用微波炉加热约1分30秒。

2　将步骤1备好的燕麦片和A一并放入碗中混合。

3　锅中热色拉油，用勺子将2分成适口大小的小块，下锅压平并煎制。

4　待一面金黄后翻面，盖上盖子煎至熟透。将鸡块装盘，根据个人口味佐以欧芹和番茄酱食用。

在步骤2中添加黑胡椒粉能让鸡块拥有微辣辛香的口感，也更下酒。

热量 1402 kJ 膳食纤维 3.6 g 含糖量 15.6 g

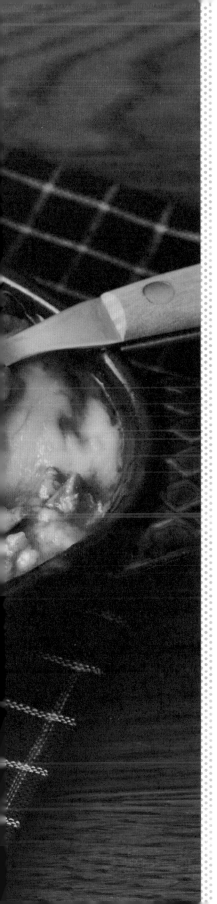

用薄切茄子代替千层面的健康菜品

芝士茄香千层面

食材 / 2人份 /
需使用15 cm×15 cm×5 cm的耐热容器

燕麦片（快熟）……30 g

水……100 ml

色拉油……1小勺

混合肉馅……80 g

A　水浸番茄罐头（粗滤）……200 g

　　颗粒浓汤宝………1大勺

　　盐……少许

　　黑胡椒粉……少许

茄子（竖切成2 mm厚的条状）……1根

比萨用芝士……70 g

欧芹（切碎）……按个人喜好添加

做法

1　将燕麦片放入耐高温容器中，倒入水，静置约30秒后用微波炉加热约1分30秒。

2　平底锅中放入色拉油和混合肉馅炒至熟透，再加入步骤1备好的燕麦片和A加热。

3　在耐高温的深底容器中放入茄子、步骤2热好的食材和比萨用芝士，按顺序一层一层叠加。

4　盖上保鲜膜，记得封口不要太紧，放入微波炉加热5分钟至芝士融化。根据个人口味撒上欧芹碎即可食用。

担心芝士热量太高的话也可以自行减少用量。

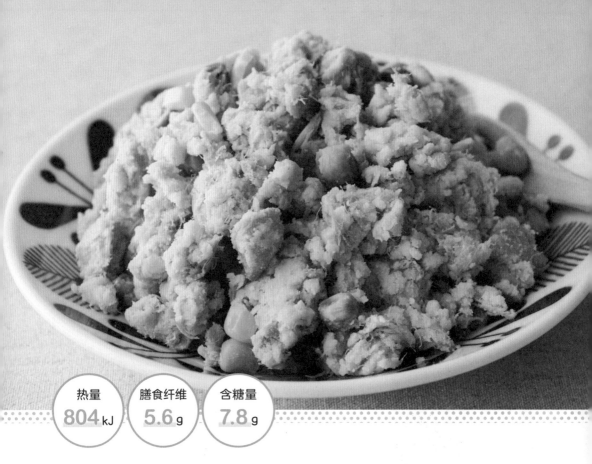

热量	膳食纤维	含糖量
804 kJ	5.6 g	7.8 g

口味浓郁，饱腹感强

豆渣燕麦土豆沙拉

食材/2人份

燕麦片（快熟）……15 g

水……50 ml

水浸金枪鱼罐头……1罐（70 g）

A 冷冻什锦蔬菜……30 g

　　豆渣粉……3大勺

　　颗粒浓汤宝………30 g

　　蛋黄酱……2大勺

　　黑胡椒粉……少许

做法

1 将燕麦片放入耐高温容器中，倒入水，静置约30秒后用微波炉加热约1分钟。

2 金枪鱼罐头沥干水加入步骤1备好的燕麦片中，与A搅拌均匀。

3 用微波炉加热1分钟左右，冷却后即可食用。

用微波炉就能做的快手料理，当菜品不够时不妨选它。

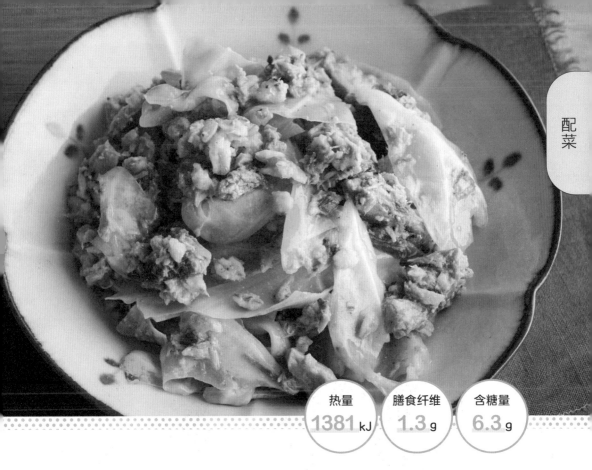

热量	膳食纤维	含糖量
1381 kJ	1.3 g	6.3 g

青花鱼罐头加卷心菜，轻松为餐桌再添一道美味

青花鱼炒卷心菜

食材/2人份

燕麦片（全粒）……15 g

水……50 ml

水浸青花鱼罐头……1罐（190 g）

A | 橄榄油……2大勺

盐……少许

蒜泥……1小勺

黑胡椒粉……少许

卷心菜（撕成适口大小）……50 g

居家常备水浸青花鱼罐头，方便又美味。这道菜用微波炉烹饪，5分钟内就能出锅。

做法

1 将燕麦片放入耐高温容器中，倒入水，静置约30秒后用微波炉加热约1分钟。

2 将青花鱼汤+水，与A一同放入耐高温碗中。青花鱼稍加捣碎，与其他食材拌匀让食材入味。

3 再加入卷心菜，盖上保鲜膜进微波炉加热1分钟。最后加入步骤1备好的燕麦片拌匀即可。

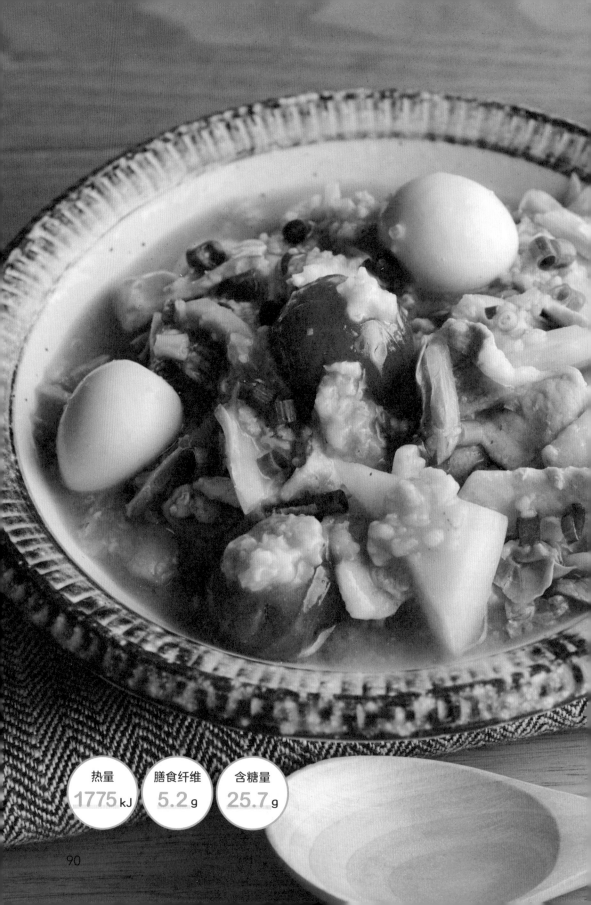

热量
1775 kJ

膳食纤维
5.2 g

含糖量
25.7 g

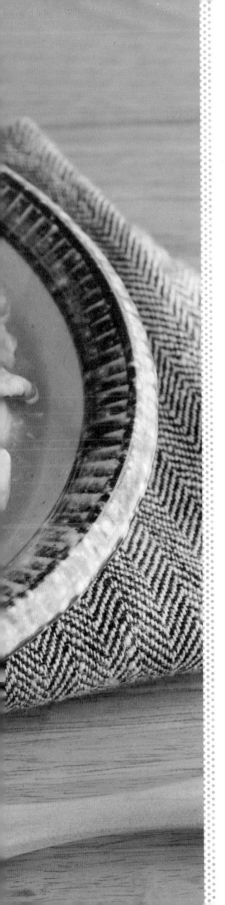

多样食材，更加满足

甜辣风味猪肉
炖白菜

食材/1人份

燕麦片（快熟）……30 g

猪肉（切成适口大小）……100 g

白菜（切成适口大小）……1片

色拉油……1/2大勺

A | 水……150 ml

鹌鹑蛋（水煮）……4个

圣女果……3颗

小葱（切葱花）……1大勺

鸡精……1小勺

蚝油……1小勺

蒜泥……1小勺

做法

1 用平底锅加热色拉油，翻炒猪肉，待猪肉稍稍
变色后加入白菜，转大火快速翻炒。

2 在锅中再加入燕麦片和A，继续煮5分钟即可。

> 甜辣风味猪肉炖白菜中含有多种食材，
> 饱腹感很强。因为添加了燕麦片，口感
> 浓稠。

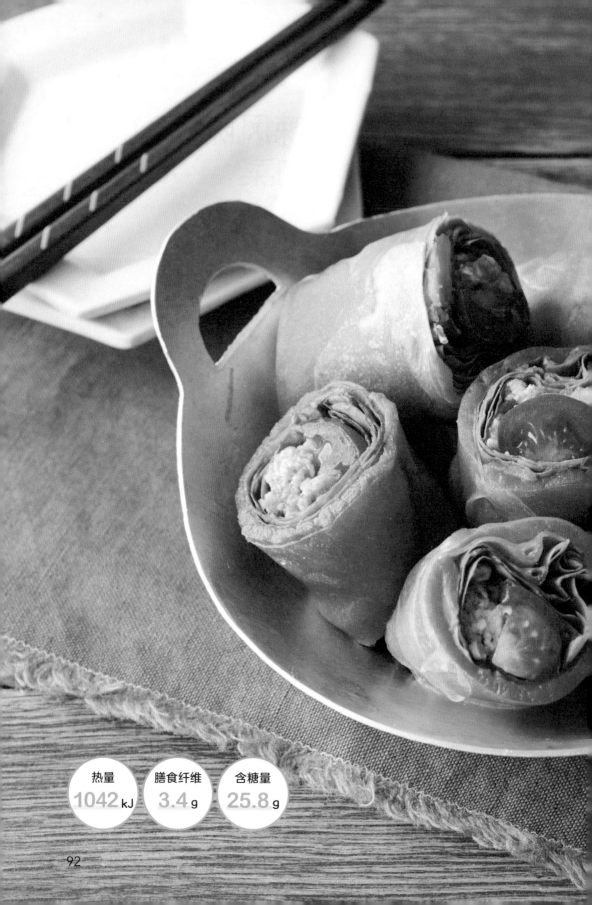

热量
1042 kJ

膳食纤维
3.4 g

含糖量
25.8 g

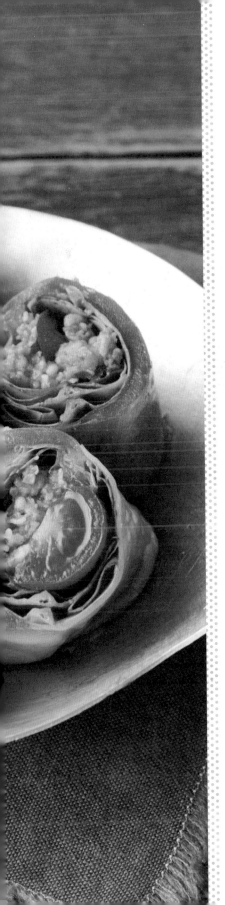

甜辣酱加上燕麦片,
和其他食材卷起来就可以吃了

越南春卷

食材 /2 人份

燕麦片(快熟)……15 g

水……50 ml

甜辣酱……2大勺

越南春卷皮……4张

A | 烟熏三文鱼……8片
　　牛油果(切薄片)……1/2颗
　　圣女果(切瓣)……4颗
　　生菜……4片

做法

1　将燕麦片放入耐高温容器中,倒入水,静置约30
　　秒后用微波炉加热约1分钟。拌开并晾凉。

2　将步骤1备好的燕麦片与甜辣酱拌匀。

3　将步骤2拌好的燕麦片分成四等份,A也分成四等
　　份,用湿润的越南春卷皮包好切开即可食用。

也可以选择自己喜爱的食材,如虾、
黄瓜、鸡胸肉和粉丝等。

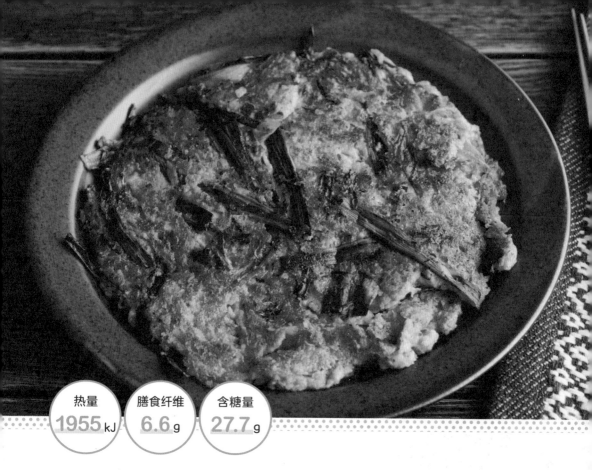

热量	膳食纤维	含糖量
1955 kJ	**6.6** g	**27.7** g

口感酥脆的煎饼，泡菜与芝士是最佳搭配

韩式泡菜芝士煎饼

食材/1人份

燕麦片（快熟）……40 g

水……120 ml

A｜ 鸡蛋……1个

　　韭菜（切成5 cm长的段）……1/2把

　　比萨用芝士……40 g

　　泡菜……50 g

色拉油（或芝麻油）……1/2大勺

> 泡菜和芝士口味浓郁，可以
> 不用淋酱汁。

做法

1 将燕麦片放入耐高温容器中，倒入水，静置约30秒后用微波炉加热约1分30秒。

2 步骤1备好的燕麦片和A一起放入碗中，搅拌均匀。

3 用平底锅加热色拉油，将2下锅摊开，转大火煎至两面焦脆即可。

94

燕麦浴让肌肤光滑柔嫩

　　燕麦片不仅可以吃，还能用来泡澡。很多国家及地区有这样的说法："皮肤有烦恼，就泡燕麦澡。"

　　泡燕麦澡时，只需将燕麦片用纱布包好，用细绳绑紧，或装进无纺布袋中放入浴缸即可。泡澡时揉搓燕麦片，水会慢慢变成乳白色，触感光滑，非常亲肤。

　　燕麦精华具有消炎作用，能缓解皮肤瘙痒，为干燥的皮肤补充水分。

　　泡澡时要选用无糖的原味燕麦片。

　　泡完澡之后可以稍微冲一冲。泡燕麦澡的水会让浴缸内部也变滑，还会产生燕麦粕。要注意不要堵塞下水道。

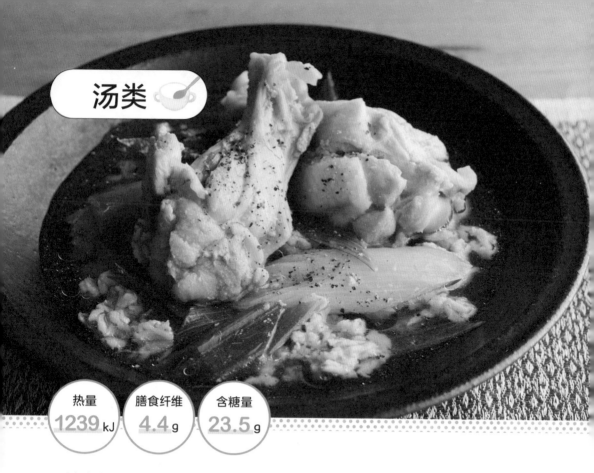

热量	膳食纤维	含糖量
1239 kJ	**4.4** g	**23.5** g

用鸡翅根煲汤，既饱口福，又补充营养

韩式参鸡汤

食材/1人份

燕麦片（全粒）……30 g

水……50 ml

鸡翅根……2个

A　水……250 ml

　　大葱（斜切成小段）……1/2根

　　料酒……1大勺

　　鸡精……1/2大勺

　　生姜泥……1小勺

　　蒜泥……1小勺

　　盐……少许

芝麻油……按个人喜好添加

黑胡椒粉……少许

做法

1 处理鸡翅根，在鸡翅根上划几刀。

2 将步骤1处理好的鸡翅根和A放入锅中，煮至鸡翅根熟透。

3 将燕麦片放入耐高温容器中，倒入水，静置约30秒后用微波炉加热约1分钟。

4 将步骤3备好的燕麦片装盘，浇上步骤2煮好的食材。根据个人口味淋上芝麻油，撒上黑胡椒粉即可。

> 除了鸡翅根以外，用切成适口大小的鸡腿肉烹饪也十分美味。

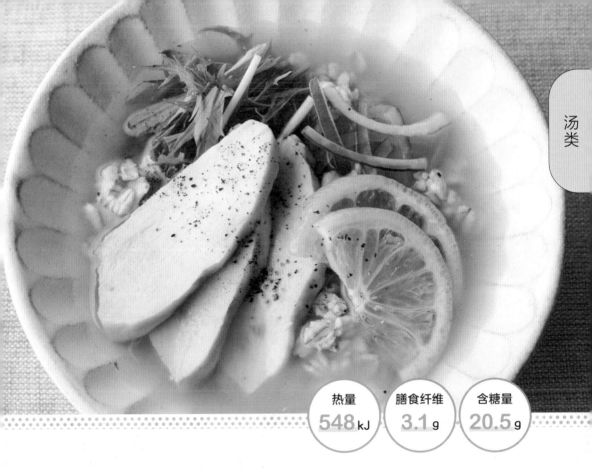

热量	膳食纤维	含糖量
548 kJ	3.1 g	20.5 g

想要清爽的口味，鱼露是关键

越南风味快手汤

食材/1人份

燕麦片（全粒）……30 g

水……50 ml

A｜鸡精……1/2大勺

　　蒜泥……1小勺

　　鱼露……1/2小勺

开水……150 ml

黑胡椒粉……少许

· 浇头

即食鸡胸肉（片装）……3片

绿叶蔬菜……适量

紫洋葱（切丝）……适量

柠檬（切片）……1片

做法

1　将燕麦片放入耐高温容器中，倒入水，静置约30秒后用微波炉加热约1分钟。

2　将步骤1备好的燕麦片装盘，加入A，倒入开水。

3　放上浇头，撒上黑胡椒粉即可。

装饰用的食材可以根据个人口味挑选，香菜也是不错的选择。

97

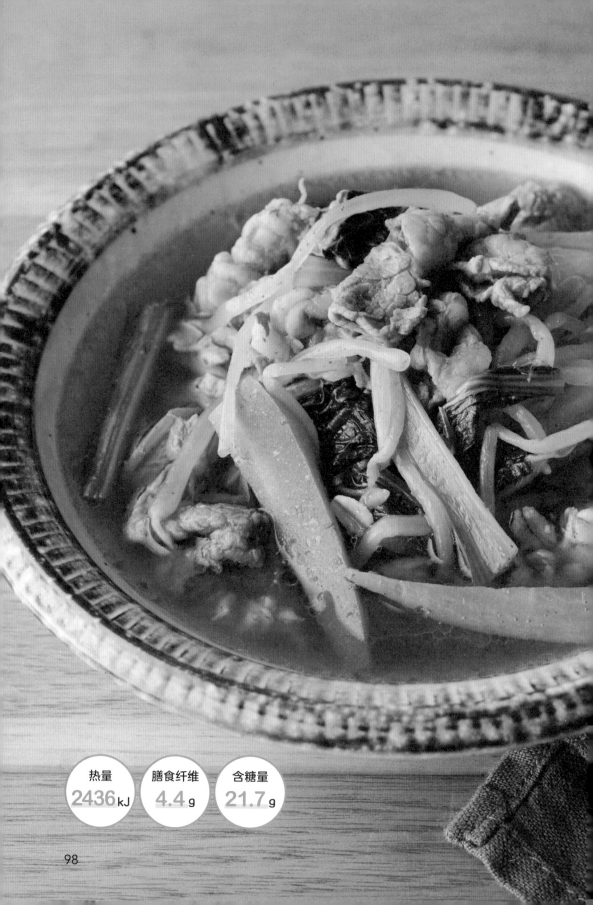

热量
2436kJ

膳食纤维
4.4g

含糖量
21.7g

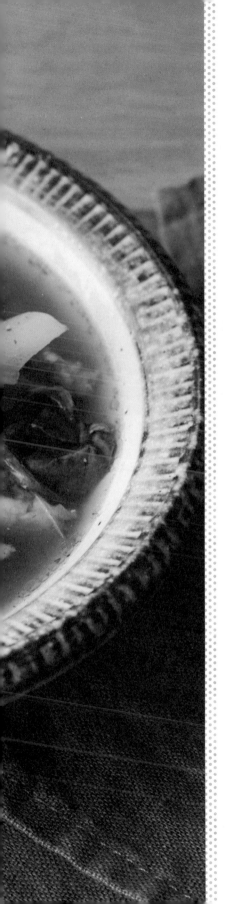

香辣韩式汤饭，食材丰富

韩式香辣牛肉汤

食材/2人份

燕麦片（全粒）……30 g

水……50 ml

A | 牛五花（切成适口大小）……150 g

水……500 ml

胡萝卜（切条）……60 g

白萝卜（切条）……150 g

油菜……70 g

豆芽……50 g

鸡精……1大勺

芝麻油……1大勺

料酒……1大勺

酱油……1大勺

白砂糖……1大勺

韩式辣酱……1/2大勺

豆瓣酱……1小勺

蒜泥……1小勺

做法

1 锅中放入A，煮至牛肉和蔬菜变色断生。撇去浮沫。

2 将燕麦片放入耐高温容器中，倒入水，静置约30秒后用微波炉加热约1分钟。

3 将1浇在步骤2备好的燕麦片上，即可享用。

可以用豆瓣酱调节辣度。

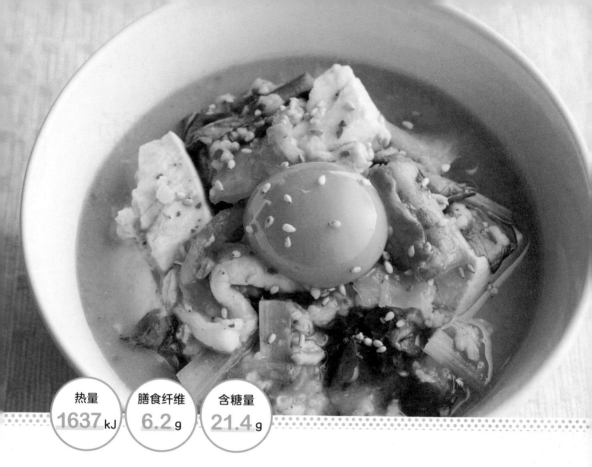

热量	膳食纤维	含糖量
1637 kJ	**6.2** g	**21.4** g

添加了口感脆嫩的泡菜和油菜

高蛋白泡菜汤

食材/1人份

燕麦片（全粒）……30 g

油菜（切段）……50 g

猪肉薄片（切成适口大小）……20 g

泡菜……25 g

北豆腐（掰成小块）……130 g

A 鸡精……1小勺

蒜泥……1/2小勺

水……200 ml

鸡蛋（无菌）……1个

熟白芝麻……适量

做法

1 在底较深的耐高温容器里按顺序铺好燕麦片、油菜、猪肉、泡菜和豆腐，并放入A。用微波炉加热3分钟。

2 将所有食材搅拌均匀后装盘。打入无菌鸡蛋，再撒上熟白芝麻即可。

> 也可以把所有食材一股脑放进锅里煮熟。蔬菜按个人口味添加即可。

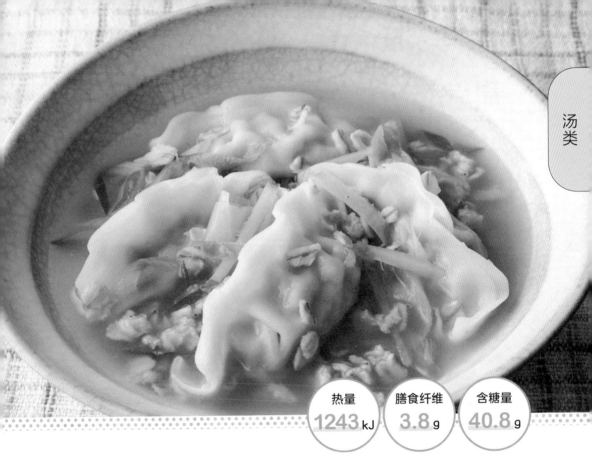

热量	膳食纤维	含糖量
1243 kJ	3.8 g	40.8 g

生姜的芳香和辣味是这碗汤的灵魂

爽口姜汤水饺

食材/1人份

燕麦片（全粒）……30 g

A 水……200 ml

速冻水饺……4个

大葱（斜切成小段）……30 g

生姜（切丝）……10 g

鸡精……1小勺

做法

1 将燕麦片放入锅中煮沸。

2 将A放入锅中，煮至速冻水饺熟透即可享用。

冷冻饺子或现包的饺子都可以。下锅煮熟后就可以吃啦。

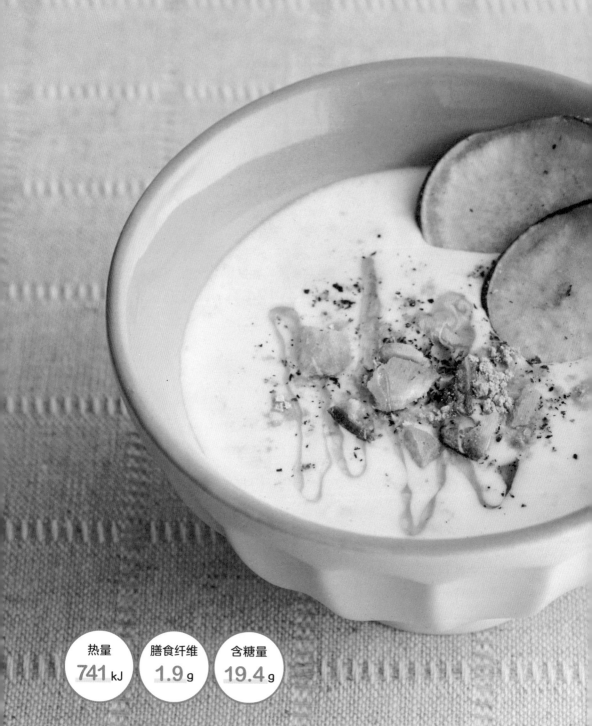

热量	膳食纤维	含糖量
741 kJ	1.9 g	19.4 g

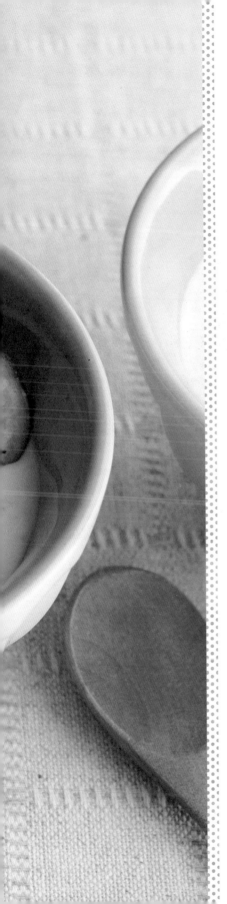

放一晚上就能吃的快手甜点

隔夜燕麦

食材/1人份

燕麦片（快熟）……20 g

酸奶……50 g

牛奶（可用豆奶或杏仁露代替）……100 ml

· 配料

红薯片（即食）……适量

黄豆粉……适量

黑芝麻粉……适量

蜂蜜……适量

做法

1 将燕麦片、酸奶和牛奶倒入深口器皿中，盖上保鲜膜在冰箱里冷藏一夜。

2 次日早上按个人口味加入配料即可。

蓝莓、树莓、香蕉、坚果和蜂蜜的组合也很美味。配料食材可以按个人喜好选择。

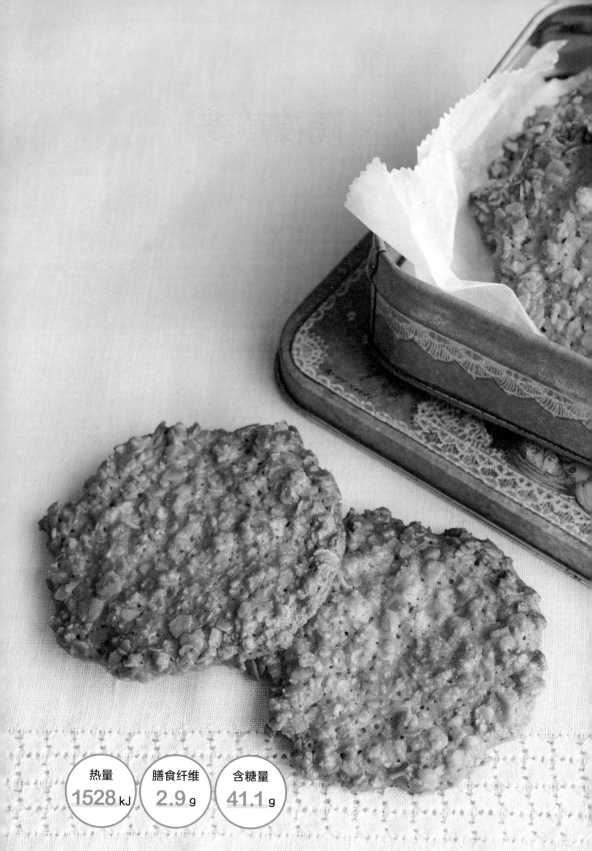

热量	膳食纤维	含糖量
1528 kJ	2.9 g	41.1 g

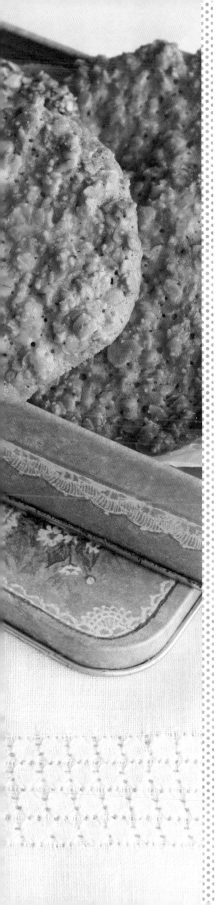

燕麦饼干口感酥脆，饱腹感强

燕麦饼干

食材/2人份/直径7 cm，10块

燕麦片（快熟）……60 g

米粉（可用小麦粉代替）……20 g

A| 芝麻油……2大勺

香草精……30 g

鸡蛋……1个

香草精……适量

做法

1 将A放入碗中，用打蛋器充分搅打均匀。

2 在步骤1备好的食材中加入燕麦片和米粉，用刮刀或勺子拌匀。

3 在烤盘上铺好烘焙纸，用勺子将生坯分成小块扣在烘焙纸上，再压成直径7 cm左右的薄片。烤箱预热170℃，烤20分钟即可。

烤得越久，口感越硬。喜欢脆脆口感的人可以将饼干充分晾凉后再食用。

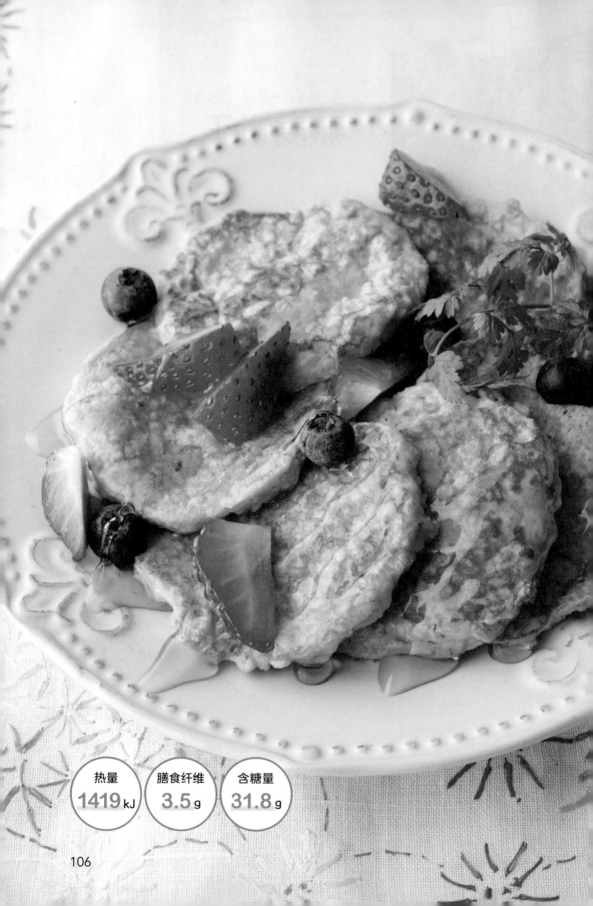

热量
1419 kJ

膳食纤维
3.5 g

含糖量
31.8 g

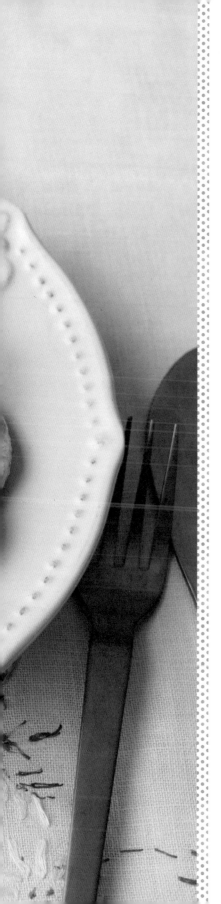

用豆腐来控制摄入的热量

豆腐松饼

食材 / 2 人份 / 直径 7 cm，14 片

燕麦片（快熟）……60 g

牛奶（可用豆奶或杏仁露代替）……150 ml

南豆腐……150 g

A | 鸡蛋……2个

　　白砂糖……2大勺

　　盐……少许

　　香草精……适量

色拉油……1/2大勺

· 配料

水果……适量

蜂蜜……适量

意大利欧芹……按个人喜好添加

做法

1　将燕麦片和牛奶放入耐高温容器中，用微波炉加热3分钟。

2　在步骤1备好的燕麦片中放入豆腐，充分碾碎并用打蛋器搅拌均匀。

3　在步骤2拌匀的燕麦豆腐中加入A并拌匀。

4　热锅，倒入色拉油，将生坯摊成直径7 cm左右的圆饼。开中火煎至一面金黄后翻面，盖上盖子，转小火焖至熟透即可。

松饼坯蓬松柔软，摊成能盛在锅铲上的圆饼，煎至金黄会更漂亮。

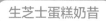

生芝士蛋糕奶昔

热量	膳食纤维	含糖量
1252kJ	0.9g	19.9g

蓝莓酸奶奶昔

热量	膳食纤维	含糖量
854kJ	3.0g	23.2g

蓝莓奶昔有着漂亮的蓝色

蓝莓酸奶奶昔

食材/1人份

燕麦片（快熟）……10 g

水……50 ml

A 冷冻蓝莓……50 g

希腊酸奶……50 g

牛奶……100 ml

蜂蜜……1小勺

做法

1 将燕麦片和水放入耐高温容器中，用微波炉加热约1分钟并静置晾凉。

2 将步骤1备好的燕麦片和A放入搅拌机，搅拌均匀后倒入玻璃杯即可食用。

*若热好的燕麦片还没完全晾凉，必要时可以加入冰块降温。

添加燕麦片能让奶昔更加浓稠。

奶昔的口感就像蛋糕一样

生芝士蛋糕奶昔

食材/1人份

燕麦片（快熟）……10 g

水……50 ml

A 柠檬汁……1大勺

奶油奶酪……55 g

牛奶……50 ml

白砂糖……1大勺

薄荷叶……按个人喜好添加

做法

1 将燕麦片和水放入耐高温容器中，用微波炉加热约1分钟并静置晾凉。

2 将步骤1备好的燕麦片和A放入搅拌机，搅拌均匀后倒入玻璃杯，装饰上薄荷叶即可食用。

*若热好的燕麦片还没完全晾凉，必要时可以加入冰块降温。

胡萝卜苹果奶昔

热量	膳食纤维	含糖量
879 kJ	3.8 g	41.8 g

香蕉油菜奶昔

热量	膳食纤维	含糖量
879 kJ	2.5 g	36.1 g

胡萝卜加苹果，膳食纤维更多

胡萝卜苹果奶昔

食材 / 1人份

燕麦片（快熟）……10 g

水……50 ml

A｜ 苹果（切块）……50 g

胡萝卜（切块）……90 g

蜂蜜……1大勺

牛奶……50 ml

水……100 ml

做法

1 将燕麦片和水放入耐高温容器中，用微波炉加热约1分钟并静置晾凉。

2 将步骤1备好的燕麦片和A放入搅拌机，搅拌均匀后倒入玻璃杯即可食用。

*若热好的燕麦片还没完全晾凉，必要时可以加入冰块降温。

搅拌苹果和胡萝卜时保留一定的颗粒口感，制成的奶昔饱腹感会更强。

香蕉的风味恰到好处

香蕉油菜奶昔

食材 / 1人份

燕麦片（快熟）……10 g

水……50 ml

A｜ 油菜……30 g

香蕉（切片）……90 g

牛奶……100 ml

蜂蜜……1小勺

做法

1 将燕麦片和水放入耐高温容器中，用微波炉加热约1分钟并静置晾凉。

2 将步骤1备好的燕麦片和A放入搅拌机，搅拌均匀后倒入玻璃杯即可食用。

*若热好的燕麦片还没完全晾凉，必要时可以加入冰块降温。

香蕉和蜂蜜的甜味能中和油菜的苦涩，制成的奶昔更容易入口。

燕麦生活 Q&A

解答你在食用燕麦时的疑虑

Q 燕麦吃了就能马上变瘦吗？

A 不同的人效果不同。有的人吃了一周就
瘦了，也有人需要坚持更久一些。通过
膳食纤维等调节肠内环境需要一定的时
间，让我们再坚持一下吧!

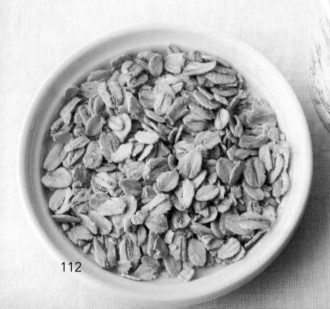

Q 我平时不吃碳水化合物，食用燕麦会导致变胖吗？

A 平时不吃碳水化合物的控糖人群如果每餐都吃燕麦片，体重会有所上升。因为燕麦片中含有糖分。对那些平日里完全不摄入碳水化合物的人来说，吃了燕麦片，含糖量增加带来的影响可能会比较显著。

Q 我不喜欢燕麦片的气味和口感，怎么办？

A 和大米相比，燕麦片的谷味更加浓烈，因此刚开始吃的时候很多人都不喜欢。初期阶段，就在调味上下点功夫吧。本书向大家介绍了各类调味的燕麦食谱，尽可能让燕麦片变得更容易入口。

Q 可以自行调整燕麦片的分量吗？

A 当然，请根据个人喜好自行调整燕麦片的用量。每餐的标准是30 g，但一下子吃30 g燕麦片，可能会因为谷味太过强烈而难以下咽，或导致腹泻等。刚开始时可以试着少吃一点。习惯了燕麦片的味道后，再逐渐增加用量。

Q 蒸米饭时可以加入燕麦片，做成杂
粮饭吗？

A 直接一起蒸时按照大米的分量加水，蒸出的燕麦米饭可
能会变得黏糊糊。建议先将燕麦片单独泡发，用微波炉
加热1分钟或1分30秒后再与蒸好的米饭混合食用。

Q 怎么调味能让燕麦片变好吃？

A 燕麦片可以搭配任何口味。燕麦片本身没有味道，咸、
辣、甜、酸都可以，尤其推荐尝试番茄味和芝士味。不
妨多加尝试，找到自己喜爱的、容易入口的口味。

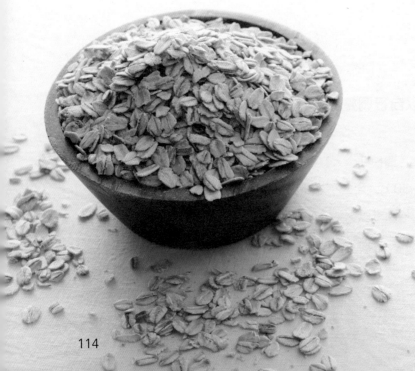

Q 一日三餐可以都换成燕麦片吗?

A 燕麦片营养价值高,适合用来代替主食,但也不必纠结于每餐都吃,多吃全麦面包、珍珠大麦①等各类食材吧。此外,每餐食用30 g燕麦片时,为保证营养均衡,需要搭配沙拉、汤类等一起吃。

Q 生病的时候也可以吃燕麦片吗?

A 燕麦片外观类似粥,看上去似乎很适合在生病时食用,但因为燕麦含有丰富的膳食纤维,需要长时间进行消化。尤其是患感冒、肠胃炎时,为了不给肠胃增加负担,不宜食用燕麦片。

Q 可以像格兰诺拉麦片或玉米片一样做成甜口吗?

A 燕麦片和甜味也很搭。可以加入蜂蜜、白砂糖等制成甜味食物食用。但这样一来含糖量也会上升,用零卡甜味剂会更好。

---

①指那些去掉谷壳和麦麸层,外表光滑圆润的大麦。被认为是一种健康食品。

结语

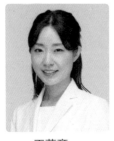

工藤章

　　一直以来，人们都认为肠道只负责消化、吸收以及排泄。但近年来的研究显示，肠道环境不仅会影响身体和精神的健康，如引发生活方式病、免疫力下降、癌症、阿尔茨海默病和抑郁症等，对皮肤也有影响。此外，通过调整饮食等养成良好的生活习惯，也能改变肠道环境。现代人容易因精神压力大和偏食等出现肠道环境恶化，及时发现并补充有益菌有助于改善此问题。

　　肠道养生贵在坚持。压力是肠道的天敌，如果因为肠道养生反而感到有压力就本末倒置了。不妨保持轻松的心态，从生活中容易做到的事开始尝试。

　　请以本书的食谱为参考，享受每日美食，开始肠道养生吧！本书中的食谱非常简单，很容易坚持下去。

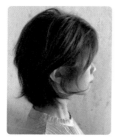

小夏

一起享受愉快的
燕麦生活

　　每个人想要改变的契机都有所不同。对我来说，"燕麦片"就是那个契机。

　　自从开始吃燕麦片之后，我的体重稳定了，肠道也更健康，心态发生了很大的改变，平时也会更关注健康问题。

　　为了让更多人知道燕麦片的魅力，我一直在坚持用社交平台进行宣传，也收到了不少人的私信和评论。"本来讨厌的燕麦片现在成了我最喜欢的食物。""就像和大家在一起减肥一样，过着快乐的燕麦生活！"这些对我来说都是莫大的鼓励。

　　因为我本来就是怕麻烦的性格，也不擅长做饭。之所以能坚持构思、分享燕麦食谱，正是因为粉丝们一直在看。

　　今后我会继续与实践燕麦生活的小伙伴们进行更多的交流！让我们一起享受愉快的燕麦生活吧！

设计：佐久间勉 佐久间麻理（3Bears）

摄影：原英俊

烹饪、营养值计算：中村理惠

造型：小川雅代（Love Table Labo.）

插画：古贺洋子

协助编辑：石岛隆子

摄影协助：日本食品制造合资公司、米立

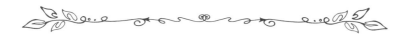

快读·慢活®

　　从出生到少女，到女人，再到成为妈妈，养育下一代，女性在每一个重要时期都需要知识、勇气与独立思考的能力。

　　"快读·慢活®"致力于陪伴女性终身成长，帮助新一代中国女性成长为更好的自己。从生活到职场，从美容护肤、运动健康到育儿、家庭教育、婚姻等各个维度，为中国女性提供全方位的知识支持，让生活更有趣，让育儿更轻松，让家庭生活更美好。